U0674367

主编

李金霞

李 莉

张俊麒

腧穴阴瑜伽 调身养心法

Shuxueyinyujia Tiaoshenyangxinfa

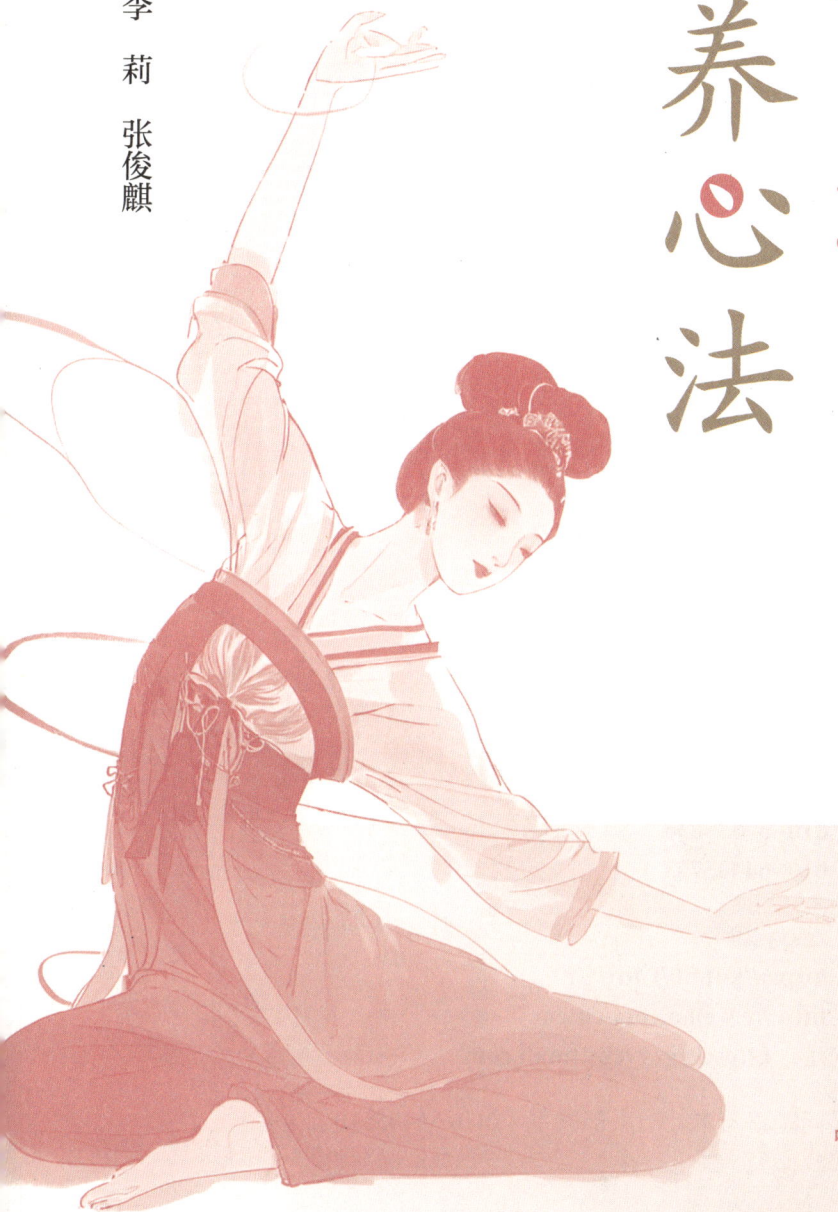

中国中医药出版社
· 北 京 ·

图书在版编目（CIP）数据

腧穴阴瑜伽调身养心法 / 李金霞，李莉，张俊麒主编 . -- 北京：中国中医药出版社，2025. 8.

ISBN 978-7-5132-9681-6

Ⅰ . R224.2；R161.1

中国国家版本馆 CIP 数据核字第 2025P3U037 号

中国中医药出版社出版

北京经济技术开发区科创十三街 31 号院二区 8 号楼

邮政编码　100176

传真　010-64405721

河北新华第二印刷有限责任公司印刷

各地新华书店经销

开本 710×1000　1/16　印张 14.75　字数 257 千字

2025 年 8 月第 1 版　2025 年 8 月第 1 次印刷

书号　ISBN 978 – 7 – 5132 – 9681 – 6

定价　89.00 元

网址　www.cptcm.com

服 务 热 线　010-64405510

购 书 热 线　010-89535836

维 权 打 假　010-64405753

微信服务号　zgzyycbs

微商城网址　https://kdt.im/LIdUGr

官 方 微 博　http://e.weibo.com/cptcm

天猫旗舰店网址　https://zgzyycbs.tmall.com

《腧穴阴瑜伽调身养心法》
编 委 会

主　编	李金霞	李　莉	张俊麒
副主编	付依敏	王　翔	朱建平
	陈章林	许　盈	
编　委	刘意琳	文　茜	李慧珊
	邓　琪	马　静	何咏霖
	丁益悦	罗馨雨	孙相如
	杨　阳	陈思佳	杨娟娟

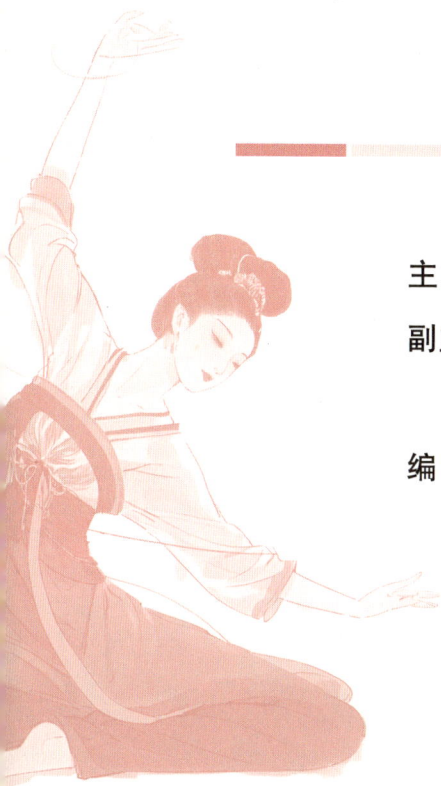

编写说明

党的二十大报告提出，要深入开展健康中国行动和爱国卫生运动，倡导文明健康生活方式。随着健康中国建设步伐的不断加快，全民运动意识显著增强。在此背景下，瑜伽项目凭借其场地灵活、安全性高、易于学习等诸多特点，赢得了广大人民群众的青睐。而中医药作为中华民族的瑰宝，通过中药、针灸等多元手段，在防治疾病、维护健康方面发挥着重要作用，如今已深入民众的健康生活，并逐步迈向世界舞台。随着运动健康产业的持续繁荣及相关研究的不断深入，瑜伽保健与中医经络腧穴等理论的融合，正逐渐成为行业内备受瞩目的热点。通过中医视角解读瑜伽运动，并以中医经络腧穴理论为指引，开发具有特定功效的瑜伽内容，能够实现中医药与运动康养的有机融合，充分发挥二者在养生保健方面的协同优势，推动医疗重心从"已病"向"未病"转变，进而提升人民的生命质量，增加健康人群的数量，为健康中国建设贡献力量。

瑜伽（Yoga）一词源于梵文词"yug"或"yuj"，意为联结、附上或轭，引申为联合、交流或和谐，堪称东方最为古老的健身术之一。它起源于印度，后风靡于世界各地，强调通过契合自身的瑜伽方式，达成对身心的完美掌控。在中国，瑜伽归属于健身范畴，通过体位训练、气息调控及心理调节等手段，能够改善体态、增强身体活力、延缓机体衰老，是运动养生不可或缺的重要组成部分。而阴瑜伽（Yin Yoga）作为一种新兴的瑜伽流派，融合了中国古典哲学思想。它由瑜伽导师 Paul Grilley 以西方人的独特视角，在传统瑜伽的基础上，结合医学、武术、古代哲学等元素而创立，是对传统哈他瑜伽的创新与发展。当下，大多数瑜伽流派偏重阳性，着重强调肌肉的伸展与收缩。而阴瑜伽受中医阴阳学说理论的影响，注重身体不同组织之间的阴阳协调，尤其重视下半身的锻炼。它将冥想与体式巧妙结合，使练习者清空杂念，配合缓慢自然的呼吸，进行长时间的动作保持，在肌肉完全放松的状态下锻炼骨骼及其结缔组织，调节神经系统，增强耐力，从而实现身心合一的境界。

阴瑜伽与中医经络腧穴学存在诸多相通之处。在理论层面，二者均重视天人合一、形神一体及整体观。阴瑜伽强调体位法与呼吸、冥想不可分割，这与中医学的精气神理论高度契合；阴瑜伽注重在体式中专注呼吸与冥想，这与中医学导引所要求的调身、调息、调心三调合一异曲同工。瑜伽的三脉七轮理论与中医学的整体观、藏象、经络学说亦有共通之妙。瑜伽认为人体存在三条生命能量脉，以及上万条支脉和细脉，三条主脉的交汇点即为脉轮，生命能量从三条主脉分流至支脉与细脉，最终流至每一个腺体与器官，脉轮与腺体相互对应，分别掌控身体的某些部位和内分泌腺体。这种能量脉与腺体相对应的观点，与中医整体观中人体通过经络使脏与脏、脏与腑、腑与腑密切相连的理论，有着诸多相似之处。阴瑜伽强调体式的保持，使练习者有充足的时间去感知经络的走向以及对腧穴的刺激。阴瑜伽体式主要集中在骨盆和下肢区域，练习者多采用下半身伸展的姿势，双手处于放松状态。在体式停留过程中，双手能够主动刺激下肢及腰腹部腧穴，进而达到改善血液循环、调节内分泌、提升人体免疫力的协同效果，具有切实可行的技术基础。

基于上述认识，本书聚焦于阴瑜伽与中医腧穴的结合，创新性地提出"腧穴阴瑜伽调身养心法"。依据阴瑜伽的主要特点与原则、体式的功效与特性，在传统 25 个阴瑜伽体式的基础上，新增 10 个经典体式，分别为雨刷式、针眼式、香蕉式、祛风式、花环式、叩首式、鱼戏式、靠墙倒箭式、支撑桥式、支撑鱼式。在 35 个阴瑜伽体式的基础上，配合中医经络的伸展与腧穴刺激，使二者协同发挥作用，以提升身心共调的疗效，这对于提高人民生命质量、促进传统医药与体育运动学科的交叉融合，具有重要意义。本书既可供瑜伽、中医药爱好者练习使用，也可作为培训教材，供瑜伽行业从业者开展教学、培训等工作。

本书研究成果得到了湖南省中医药管理局 2024 年度中医药科研课题（项目号：B2024008）的资助，在此特表谢忱。此外，特别感谢湖南九晨健康科技有限公司在数据采集、方法有效性验证等关键环节给予的专业支持。

鉴于团队经验与水平有限，书中难免存在谬误之处，真诚期待同道及读者共同探讨，不吝批评指正。

《腧穴阴瑜伽调身养心法》编委会

2025 年 6 月

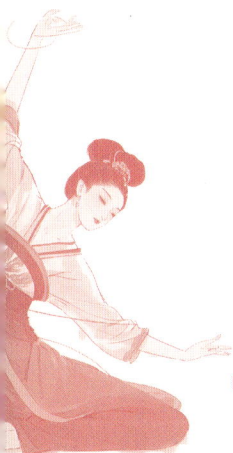

目录

第一章

阴瑜伽概况

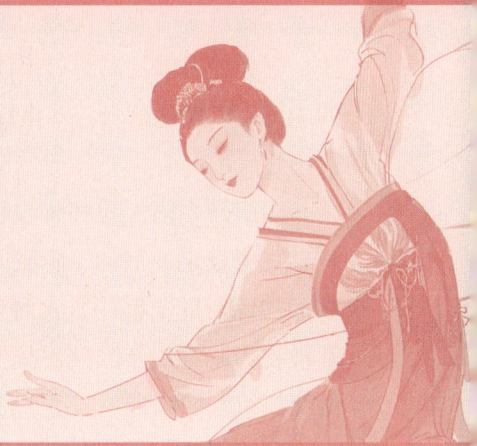

阴瑜伽（Yin Yoga）乃瑜伽导师 Paul Grilley 以西方人的独特视角，在传统瑜伽的深厚根基之上，融合医学、武术以及中国古代哲学之精髓，从而开创出的一个崭新流派，此乃对传统哈他瑜伽的传承、发展与革新。

阴瑜伽以阴阳理论为基石，巧妙地将中国经络学说与印度瑜伽特定体式相结合。它通过以下半身为主导的瑜伽体式，来激发体内"气"的顺畅流动，进而活络身体能量，实现身心的和谐与健康。

第一节　阴瑜伽的历史溯源

一、阴瑜伽提出的时代背景

瑜伽起源于印度，至今已有逾 5000 年的悠久历史，堪称"世界的瑰宝"。古印度瑜伽士于大自然中潜心修炼身心之际，意外地发现各种动植物皆天生具备治疗、放松、睡眠或保持清醒之能，不必借助任何外力，便能自然恢复生机与活力。于是，古印度瑜伽修行者纷纷效仿、体悟动植物的体态或状态，精心创造了一系列有益身心的锻炼体系，此即体式之由来。

大约在公元前 300 年，印度大圣哲、瑜伽之祖帕坦伽利（Patanjali）创作了经典著作《瑜伽经》。自此，印度瑜伽方在此基础之上真正成型，瑜伽行法被正式确立为完整的八支体系。瑜伽作为一个旨在提升意识的体系，助力人类充分发掘自身潜能。作为一种古老而深邃的修行方法，它通过一系列精妙的体式、呼吸练习以及冥想等手段，全方位改善人们生理、心理、情感和精神层面的能力，以期达成身心和谐统一的至高境界。阴瑜伽便是瑜伽发展历程中的现代产物。

阴阳乃中国古代朴素唯物主义思想中的"相对二元的哲学理论"。阴代表着事物中稳定、不动、隐藏的部分；而阳则象征着变化、运动、显现的部分。在瑜伽练习的实践中，这种阴阳理论亦得到了淋漓尽致的体现。肌肉组织通常被视为阳组织，因其更具弹性、柔软，且内部充盈着流动不息的"气"。而结缔组织，如韧带、肌腱、筋膜等，则被视为阴组织，它们相较于肌肉更为坚硬、稳固。基于这种阴阳理论，瑜伽练习可细分为阳瑜伽与阴瑜伽。阳瑜伽聚焦于肌肉组织的练习，通过体式与动作的反复锤炼，强化身体的外部肌肉与内部能量。此种练习方式有助于提升身体的灵活性与力量，使身体愈发健康且充满活力。阴瑜伽则侧重于结缔组织的练习，通过长时间的停留与深度的放松，来锻炼并强化深层肌肉与结缔组织。这种练习方式对于提高身体的柔韧性与稳定性大有裨益，能够促进身体内部的平衡与和谐。当下最为流行、普遍的哈他瑜伽（Hatha Yoga），其中"Ha"象征着太阳（即阳的部分），"Tha"象征着月亮（即阴的部分），强调在阴与阳之间寻求微妙的平衡，其体式主要以肌肉锻炼为核心。

有别于那些较为阳刚的练习方式，瑜伽导师 Paul Grilley 所倡导的阴瑜伽练习，着重强调在每个体式中停留一段恰到好处的时间，为静心冥想营造了绝佳的条件。这种不以锻炼肌肉力量或柔软度为首要出发点的练习方式，在众多长期练习阳瑜伽或是身心较为紧绷的初学者群体中，引起了强烈的共鸣与回响，并逐渐演化成一种广受欢迎的流行练习方式。这种练习方式在近代瑜伽潮流的起伏波动中，自然而然地形成了一股平衡身心能量的独特力量。

二、阴瑜伽与道瑜伽

阴瑜伽之名，由道瑜伽（Taoist Yoga）演变而来。道瑜伽由瑜伽导师 Paulie Zink 所创立，其教学体系巧妙融合了瑜伽、各类武术的深厚底蕴，以及中国古代哲学思想的精粹。道瑜伽对阴瑜伽的影响，主要体现在对阴阳理论的深刻理解与灵活应用上，这一影响不仅深入渗透到阴瑜伽的创编理念之中，更贯穿于其实践教学的全过程。在此基础之上，Paul Grilley 开始在其个人的瑜伽练习与教学实践中，逐步融入现代阴瑜伽练习的雏形。

道瑜伽对阴瑜伽的影响是多维度、深层次的，具体体现在阴阳理论的理解与应用、呼吸与冥想的练习方法，以及养生保健理念等方面，为阴瑜伽的发展与创新提供了坚实的理论基础与丰富的实践经验。

首先，道瑜伽所强调的阴阳平衡理念，被阴瑜伽充分借鉴并吸收。在阴瑜伽的练习过程中，尤为注重通过拉伸与放松身体骨骼的结缔组织，如韧带、肌腱和骨膜等，以达成身体的平衡与稳定。这种练习方式与道瑜伽的阴阳平衡理念高度契合，进而成为阴瑜伽不可或缺的重要组成部分。

其次，道瑜伽的呼吸与冥想练习方法，对阴瑜伽产生了深远影响。阴瑜伽同样强调呼吸与冥想的重要性，注重引导练习者感受身体的各个部位以及内在能量的流动。这种练习方式与道瑜伽中注重呼吸与冥想的理念不谋而合，有助于练习者增强专注力与冥想力，进而实现身心和谐的美好境界。

最后，道瑜伽的养生保健理念，亦被阴瑜伽所吸纳。道瑜伽认为，通过特定的练习方法可以调动身体的内气，促进气血循环，从而达到养生保健的目的。阴瑜伽同样关注身体的健康与内在平衡，通过长时间的体式保持与呼吸练习，帮助练习者舒缓身体压力、增强身体健康。

由此可见，阴瑜伽与道瑜伽之间存在着千丝万缕的联系。两者均关注身体的柔韧性、稳定性和健康，但在侧重点上却有所不同。具体而言，阴瑜伽更注重通过长时间保持动作来锻炼深层肌肉和结缔组织，以实现舒缓身体压力、增强身体健康的目标。而道瑜伽则更加注重呼吸、冥想等方面的练习，强调身心合一、阴阳平衡的理念，以达成身心的和谐与灵性成长。因此，在练习方式上，阴瑜伽通常需要练习者保持较长时间的体式停留，而道瑜伽则更侧重于冥想与呼吸练习。

总而言之，阴瑜伽与道瑜伽之间既有区别又有联系。阴瑜伽是一种专注于深层肌肉和结缔组织锻炼的瑜伽体系，而道瑜伽则更加强调身心合一、阴阳平衡等理念。它们都是基于对身体健康和内在平衡的不懈追求而发展起来的，但在具体的理论和实践方面却存在着一定的差异。

此外，在同一时期，还出现了与阴瑜伽、道瑜伽非常相似的修复瑜伽（Restorative Yoga）。修复瑜伽主要是借助辅具对身体进行支撑，在温和放松、不刻意追求深度伸展及锻炼的体式之间，停留 5 ～ 20 分钟甚至更长的一段时间，引导练习者进入深层放松与修复身心的状态。阴瑜伽和道瑜伽的练习方式较为接近，均涵盖呼吸练习、体式练习和冥想等环节。而修复瑜伽则更侧重于体式的长时间保持与深度放松，不刻意追求体式的难度与技巧。阴瑜伽和道瑜伽均旨在达成身心和谐、灵性成长的目标，而修复瑜伽则更注重缓解身体的紧张与压力，提升身体的柔韧性与稳定性。修复瑜伽并无明确的哲学或宗教背景，它以哈他瑜伽为基础，属于哈他瑜伽中"他"（tha/ 月亮 / 阴 / 静）的部分，是为平衡阳性练习的不足而自然演化出的一种练习方式。它完善了现代的瑜伽练习体系，也在某些方面为阴瑜伽的发展提供了一定的借鉴，例如在实践过程中辅具的巧妙应用。

三、关于 Paul Grilley

一种理念的产生与创立推行，往往与该理念的提出者自身的学识积淀及其人生经历有着千丝万缕的紧密联系。故而，我们不妨从创立者本人的实际情况出发，去深入了解他的理念。

Paul Grilley（保罗·格里利）乃阴瑜伽的创始人。1979 年，年仅 21 岁的 Paul Grilley 生活在美国蒙大拿州的一个小镇上。彼时，他因阅读《一个瑜伽行者的自传》（Autobiography of a Yogi，by Paramahansa Yogananda.）而深受启迪，自此踏上了学习瑜伽的道路，并对瑜伽产生了非常浓厚的兴趣。为了能更深入地学习与理解瑜伽的精髓，他于当地大学进修了人体解剖学和运动功能学。在其解剖学老师 Garry Parker 的影响与引导下，他对瑜伽有了更为深层次的理解与领悟。后来，他更是编写出版了《瑜伽解剖学》一书，为瑜伽学习者提供了极具价值的参考。

在 20 世纪 80 年代初，Paul Grilley 开始追随 Paulie Zink 学习道瑜伽。Paulie Zink 不仅是中国功夫的传人，更是一位精通阴与阳瑜伽的资深从业者、气功大师，以及国际武术比赛冠军。在 Paulie Zink 的悉心教导与启发下，Paul Grilley 在瑜伽的修行道路上取得了新的突破与进展。

在瑜伽的实践过程中，Paul Grilley 巧妙地将肌肉力量与关节灵活性的训练相结合。同时，他借鉴了中医经络理论，深入探究了瑜伽三脉七轮与身心能量之间的微妙关系。通过长时间保持一个动作，他成功打开了身体的结缔组织，进而达到了身心能量合一的至高境界。Paul Grilley 的教学方式深受学生们的喜爱与推崇。他尤为注重呼吸与内观，强调整个身心的深度放松，要求学生清空一切杂念，并结合缓慢自然的呼吸方式来进行练习。他的阴瑜伽练习方式在近代瑜伽潮流的起伏波动中，形成了一股独特的平衡能量，为瑜伽界注入了新的活力。

　　Paul Grilley 还曾与日本人 Hiroshi Motoyama 有过深入的接触与交流。Hiroshi Motoyama 对印度瑜伽、中国气功、中医针灸等诸多领域都进行了深入的研究，并一直致力于解释中医经络学说。他们二人共同探讨了人体中存在两种精微能量：一种是机体能量（气），另一种是精神能量。而精神能量则以印度学说中的气轮为中心。此外，他们还初步认为，人体的结缔组织很可能就是气的载体，是经络的物质基础。2001 年，Paul Grilley 在瑜伽杂志上发表了有关阴瑜伽的文章，2002 年又出版了《YIN YOGA：Outline of A Quiet Practice》一书，此书成为当代阴瑜伽练习者的指导丛书，为阴瑜伽的推广与普及作出了重要贡献。

　　总体而言，Paul Grilley 是一位对瑜伽有着深刻理解和丰富实践经验的专家。他的阴瑜伽理论和方法对瑜伽练习者产生了深远而持久的影响。Paul Grilley 以一个西方人的独特视角，在东方的阴和阳之间探寻到了平衡的原理，并融入了一些人体结构学的观点，从而发展出了一套独具特色的理论体系。他认为，在经常进行肌力训练的体位法练习之后，需要有舒缓的动作来拉长人体的肌肉与筋膜，避免身体过于注重肌肉的发展而忽略了柔软性；否则，就容易出现只有动作，而缺乏与自己心灵深入接触的时间。因此，他设计的动作看似并不复杂，但难点在于每个动作都需要长时间的停留，会停留 3～5 分钟，甚至长达 10 分钟。换而言之，整个习练过程都是在拉伸——停留的节奏中，依次完成一个又一个的动作。

　　Paul Grilley 认为，练习阴瑜伽除了要配合呼吸之外，还有一个重要的原则，即下半身要注重延展，而上半身则需要进行适当的肌肉训练。他指出，下肢在日常生活中多用于走路、跑步或进行肌肉训练，延展程度往往不够，因此需要多进行拉伸。但为了达到身体的平衡，上半身则需要进行一些肌肉练习。

　　Paul Grilley 这套理论最初主要是针对喜爱练习肌肉的西方人设计的。尽管他们也会练习瑜伽，但西方人往往更喜欢有肌力训练感觉的 Ashtanga Yoga 或活力瑜伽。因此，他们很需要通过拉筋的方法来达到身体的平衡。倘若您过去的体位法练习已经非常注重柔软度了，那么就不必再过多地习练阴瑜伽，因为过度拉伸可能会对我们的肌肉与结缔组织造成损伤。但倘若您一直以来都偏重于肌肉力量的练习，那么就可以采用阴瑜伽的方法来延展自己平时没有注意到的肌肉与肌腱。不过，由于阴瑜伽的延展时间较长，所以在练习时请不要让自己处于极限状态，稍微回收一点力度，这样在长时间拉伸时就不会因过度用力而受伤。总之，只有当阴与阳达到平衡时，我们的身心才能和谐统一，我们才能让自己达到更加喜悦、更加美好的境界。

第二节　阴瑜伽的特点与练习原则

一、阴瑜伽的特点

从阴阳之道的视角审视，上属阳，下属阴；吸气为阳，呼气为阴；动为阳，静为阴；伸展为阳，收拢为阴；紧张为阳，放松为阴；肌肉与血属阳，结缔组织与关节属阴。基于此，阴瑜伽着重以下肢（盆骨）、结缔组织及关节作为主要运动部位，以放松、收拢以及静态保持为关键体式，其主要特点体现在以下五个方面。

其一，静中藏动，调和阴阳。阴瑜伽呈现出相对静态的特质。每个体式保持的时间较长，为 3 ～ 10 分钟，主要针对深层次的结缔组织进行拉伸，着重强调在停留过程中实现肌肉的放松与冥想内观。通过在自身极限状态下长时间保持动作，可疏通自身经络，进而达成良好的效果，此亦为阴瑜伽最为显著的特点。

其二，阴瑜伽注重放松。与其他强调肌肉启动与关节正位的瑜伽类别不同，阴瑜伽更聚焦于肌肉、皮肤的放松，进而逐步深入至结缔组织甚至更深层次，有效拉伸并刺激相关结缔组织。它不要求不同修行者在练习同一体式时达到同一标准，故而对于任何人群，即便在经期亦可进行练习。

其三，阴瑜伽主要锻炼人体"阴性"部位。于大腿以上、下背部以下的区域展开习练，重点在于髋部、骨盆区域，该区域承载着生殖、消化等重要系统。

其四，通调脏腑经脉。阴瑜伽主要锻炼的部位对应瑜伽七轮中的根轮、腹轮和脐轮。脐轮位于腹部，与人的腹腔神经丛相关联，对应胰腺、部分肝脏以及脾、胰、肾、胃等脏腑。腹轮位于生殖器官附近的中脉，对应经络中的任脉，与调节阴经气血息息相关。根轮位于脊椎底端，对应经络中的督脉，与肝肾关系密切。Paul Grilley 认为，阴瑜伽主要作用于中医学的肝经、胆经、胃经、脾经、肾经、膀胱经、任脉、督脉、带脉、冲脉。

其五，注重调畅呼吸，强调天人合一。阴瑜伽倡导缓慢深长的呼吸，且更为注重呼气所发挥的作用，使人从紧张状态中得以释放。通过呼吸可有效按摩内脏，刺激各生理腺体良性分泌。此外，阴瑜伽的呼吸还涵盖盆腔运动，即在进行腹式呼吸的同时，配合提肛或会阴收束训练，以促进盆腔血流，兴奋副交感神经，使神经系统趋于平静，进而达成止痛之效。有效的呼吸方式，能够洁净呼吸系统，清除身体毒素，实现净化思想、平和情绪之目的。

综上而言，阴瑜伽具有相对静态、放松的特点，着重关注髋部及骨盆区域的锻炼，通过长时间体式的停留有效刺激经络，专注于呼吸和感官内收，同时在体式中进行冥想。

二、阴瑜伽练习原则

阴瑜伽的锻炼原则众多，如长时间保持体式；肌肉放松；阴阳互补；阳瑜伽体式可多，阴瑜伽体式宜少；注意锻炼的时间、季节、环境、气温；前屈体位保持脊柱弯曲；下半身体位重阴，上半身体位重阳等。接下来，我们将重点阐述阴瑜伽中的三个主要练习原则。

第一个原则：体式进入的程度可选择不同位置，在不同位置中探寻一个合适的界限。此意为，以非暴力与聆听身体的方式开启体式，让呼吸保持缓慢与放松，如此方能发现一个我们自觉能够接受的适当深度知觉。若试图让体式进行得过于剧烈、迅速，我们内在的状态——情绪上的抵抗——必将阻碍"气"（能量）的流动，进而使更多积极的能量被阻断。反之，若缺乏足够的张力，回避任何深度知觉，我们将无法使这些区域得到充分的伸展与锻炼，亦无法给予适当的推动与压力，以促使"气"运行至这些区域。若在被伸展的部位感到虚弱、伤痛或时常想要移动，我们需做两件事。其一，对体式的程度进行调整，体式只需达到足以促进"气"运行的程度，而不致使我们感到任何紧张。其二，当僵硬的关节试图放松时，我们需在体式中保持高度集中的注意力，聆听身体深部的知觉，从而提炼并净化深层的思想。当然，我们或许还需借助一些支持工具，并通过调整和变化体式来支持受过伤或不稳定的区域。刚开始时，让助教或经验丰富的教师协助进行这些调整，将使我们取得较大的进步。除此之外，本书亦展示了许多体式的变化方式。

第二个原则：保持静止，令肌肉柔软放松，借助重力滋养关节。无论何时，当我们运动身体，"气"的流动在肌肉和筋膜上将更为显著。在阴瑜伽的练习中，我们期望"气"汇聚于骨骼与关节，这便需减少身体的动作，并安静地停留在体式中。当然，使我们的组织变得柔软，这需要耗费一定时间，并在一个体式中自然地深入。有时，我们可能会强迫自己过度伸展，此时便需让身体从体式中稍作回缩，这种适当的调整是必要的。在其他时候，我们或许还会感觉腿部失去知觉，并想要从体式中解脱出来，此时应给失去知觉的区域发出信息，在体式还原前，让这些沉睡的区域恢复过来。较长时间的稳固体式，有助于我们培养舍弃与洞察力等阴性的品质，学会乐于接受和包容痛苦的经历。你会发现，在做完一连串阴瑜伽体式之后，感觉如同做了一次长时间的针灸治疗。身体中清晰与宁静的感受开始提升，有一种通过针灸刺激穴位所带来的舒适感。

第三个原则：在每个体式中停留一段时间，以使经络得到充分的滋养。就如同在针灸中，那些未被针灸师用针插入的位置，便不会有任何被刺激的感觉。我们期望引导"气"进入特殊的路径，助力各个脏腑器官借助积极的能量获得充足的新鲜血液。这需要耗费一定的时间与耐心。我们可以设定一个计时器，如此便能知晓在练习中需停留多长时间，从而将自己的思想从时间问题上解放出来，让意识更容易与练习时的美好时刻相连。对于刚开始接触这种练习形式的初学者，建议在每个体式中停留 1～3 分钟。尽管大多数时候我们在教授和练习时是每个体式停留 5 分钟，但对很多人而言，停留 3 分钟已然是一个挑战，而多两分钟时间的强度，停留在体式所产生的刺激则会是一次更为美妙的体验，可在不危险的条件下停留尽量长的时间。

当我们理解了为何与如何构建一个体式，并且选择了一个体式在其中安心地停留，我们注意力的首要归宿便是源于身体中心的呼吸。缓慢的乌佳依呼吸（喉呼吸）能让意识沉浸于最宁静的状态，同时亦有助于平衡精力。呼吸法是影响"气"分布最为直接的方法，将其正确地运用在阴瑜伽体式的练习中，将使练习更具成效。稳固的呼吸节奏，犹如我们练习技巧的晴雨表。仔细地关注呼吸，能够提升我们的能力，察觉练习时过多的杂念或身体过度伸展的趋势。当那轻柔的呼吸声，变得如同大海底部即将掀起的巨浪，不平整、勉强或断断续续时，为了重新找回呼吸流动时产生的内在波动，此时我们需要从紧张的身体中稍作回缩。当找到不受阻碍的呼吸节奏时，我们便可自然、安稳地深入对身体与意识的观察。由于体式并不会表达自身真实的想法，我们可以转而关注练习中产生的细微的表面变化。

第三节　阴瑜伽与冥想

随着现代社会生活节奏的日益加快，越来越多的人面临着身心健康的严峻挑战。为寻求身心的平衡与和谐，许多人将目光投向古老的身心修炼之法，如瑜伽与冥想。冥想作为瑜伽八支中的重要一环，着重于心灵的专注与内省。而阴瑜伽强调身体的拉伸与放松，需长时间停留于一个体式之中，更注重冥想的融入。实证研究显示，阴瑜伽的身体拉伸与冥想的专注力训练相得益彰，共同推动身心的和谐与健康。阴瑜伽与冥想的结合，在压力管理、情绪调节和增强自我意识方面成效显著，为现代人提供了一条行之有效的身心健康之路。

一、冥想概述

冥想是一种心灵修炼之法，旨在通过专注力训练达成内心的平静，乃是瑜伽实现入定的重要技法与途径。它可助力个体减轻压力、调节情绪、提升自我意识与专注力。冥想不受时间与地点的限制，随时随地皆可进行，使个体能够更好地应对现代生活的重重挑战。

人类的感官天生倾向于关注外在世界，致使人们对内在世界知之甚少；而冥想则将感知的方向反转，以心意或自我为感知对象，追溯至真我的源头。大约在公元前 300 年，印度圣哲帕坦伽利（Patanjali）创作了《瑜伽经》，将瑜伽划分为八支：禁制（yama）、劝制（niyama）、体式（asana）、调息（pranayama）、制感（pratyahara）、专注（dharana）、冥想（dhyana）、三摩地（samadhi）。瑜伽八支呈层层递进之态，其中感官与外在世界的剥离过程被称为"制感"。意识集中于一点，大脑不再波动，而是专注于某一事物，此即"专注"，乃是进入冥想的初始步骤。意识能够长久地集中，且不被外在事物所干扰，此时对事物的理解与认知便会从表面逐渐深入至本质，此即为"冥想"。因此，在冥想中，专注心意的练习至关重要，需将意识集中于单一事物之上，自觉抑制其他一切干扰。然而，尽管外部世界的信息得到了控制，但潜在的印迹仍会不断干扰冥想的稳定性，此乃问题之症结所在。

心意的运作基于普遍的心灵法则，其最初可追溯至 3000 年前数论派创始人迦毗罗的思想。迦毗罗认为，宇宙中的一切，包括心意，皆为无意识的，唯有真我具有意识。心意波动致使真我反射断续，人因而丧失与自我意识中心的接触。冥想能够停止其他波动，仅留一种波动，从而恢复与真我及意识中心的接触，这需要通过行使意志来实现。帕坦伽利将这一精神科学原则纳入瑜伽体系，赢得了全球的关注，亦令西方心理学领域的专家大为惊叹。

依据当代印度思想家斯瓦米·巴伽南达的介绍，在瑜伽心理学领域，印度思想传统主要贡献了以下五个核心心理原则。

其一，意识源于纯粹意识本身，而非基础物质。基础物质虽无意识，但并非惰性，它以无意识的能量驱动着宇宙的运行。

其二，认知源于心意的活动（波动），是纯粹意识与客体对象之间的中介。纯粹的"意识本体"无法直接认识客体，因此需要在"意识本体"与客体之间介入心意的运作，才能产生知识。

其三，语词与知识存在着恒定的关系，例如唱诵特定音节被认为可以带来知识。

其四，每一经验都会留下一个印迹，并具备在未来引发类似心理活动的能力。

其五，心意变化无常，难以彻底止息。

冥想并非是止息一切的波动，而是在较长的时间内保持同一波动的稳定。以上五条原则几乎是所有冥想传统都需遵循的准则，尽管其哲学背景可能各异。在巴伽南达所著的《瑜伽和冥想》一书中，提及了不同的思想背景。基于对宇宙事物终极本质理解的不同，故而衍生出不同的冥想传统，主要有如下三种观念：第一种观念源自数论瑜伽，认为基础物质是宇宙最终的、流变的成因，而个体意识本体是独立、不变的实在，不受基础物质演化和变化的影响；第二种观念基于吠檀多哲学，认为存在一个终极的、不变的普遍原理，个体意识是此普遍原理的一部分或其映照；第三种观念为佛教所秉持，认为万物皆处于流变之中，所谓终极成因，本质上皆是无常的。对应于这三种观念，发展出了不同的冥想技巧，大体可分为三个范畴：面向基础物质的冥想、面向普遍原理的冥想、面向无常或流变本质的冥想。所有的冥想道路，无非是这三条主干道的各种小路、小径或旁道而已。巴伽南达指出，冥想的首要目标在于发现个体内在的核心。冥想修习能够帮助追求者整合自我人格，为追求者的意志提供一个内部焦点。即使尚未达到深度的冥想状态，拥有这样一个内部焦点也能为整个人格带来统一感，帮助个体在面对外部世界的变动与纷扰时保持稳定。此外，冥想被认为有助于个体回归生命本然的节奏，恢复内在的和谐状态。

二、阴瑜伽中的冥想

阴瑜伽，乃是一种着重强调身体、心灵与意识三者平衡的瑜伽练习方式。冥想贯穿于阴瑜伽练习的始终，它犹如一位得力的助手，助力练习者长时间保持某一姿势，使其专注于身体的感受，尤其是身体各个部位的细微感知，且不被情绪或外在事物所干扰，进而实现身心的深度放松。冥想作为阴瑜伽的重要组成部分，是一种至关重要的练习途径。

在一切瑜伽冥想体系之中，最为主要的共同点便是将注意力高度集中于某一特定对象之上，进行深入思索的方法。这也是我们在冥想练习中唯一可借助外力技术手段以达成目标的可控之法。达成冥想的方法众多，凡能够遏制小我意识之活动者，皆为正确的冥想之法。依据这一达成冥想练习的共同点，我们可如此定义练习方法：当我们的意识在真实自我的掌控之下，持续不断地朝着一个方向流淌时，冥想便应运而生。冥想能够使意识归于平静，引领我们回归现实，聚焦当下，使我们得以摒弃对过去、现在和未来的一切杂念。我们的头脑中总是有无数想法如流星般闪现，若一静下来便要求什么都不想，对于绝大多数人而言，是难以企及的。然而，我们可以依据眼、耳、鼻、舌、身、意等不同的吸引方式，逐步达成冥想之境。瑜伽中常见的冥想可分为以下几个类别。

1. 移动冥想。此乃将注意力聚焦于身体之上，从而达成冥想的方法。瑜伽体位法、太极拳等皆属于移动冥想的范畴。在练习过程中，你可将注意力完全倾注于姿势所带来的感受之上，沉浸于姿势之中，让身心得到深度的放松。

2. 咒文冥想。在瑜伽冥想体系里，语音冥想的功效最为直接，它历经时间的考验，被人们广泛运用。语音冥想又称曼特拉（Mantra）冥想，意为一组特殊的语音，能够引领人的心灵从世俗的种种思想、忧虑、欲念、精神负担等中抽离出来。瑜伽语音冥想练习简便易行，并无严格的要求，可诵念，亦可默念。

3. 呼吸冥想。此法是将意念专注于呼吸之上，并将其具象化。可尝试在一呼一吸之间，觉知腹部、鼻子等部位的感觉，仿佛与呼吸融为一体。

4. 身体扫描冥想。身体扫描冥想乃是一种引导你关注身体不同部位的过程，如同一位细心的导游，带你领略身体各处的奥秘。

5.意念冥想。通过自我意念想象美好画面，使意识高度集中，进入冥想状态。此实践可延伸为情感深度形式：以虔诚之心进行内在对话时，意识完全沉浸于对理想境界的追寻，在心灵层面构建与美好愿景的连接，形成独特意识体验。

6.沉思。当你沉思时，在精神层面上，你便与所沉思的事物融为一体，仿佛与它们同呼吸、共命运。

以上诸种冥想方式，皆可运用到阴瑜伽之中。其中，最常使用的当属呼吸冥想和身体扫描冥想。这与阴瑜伽需长时间保持一个体式的练习方式紧密相连。通过呼吸冥想，我们能够更好地关注当下，将气和能量输送到全身各处，如同为身体注入源源不断的活力；通过身体扫描冥想，我们能够更好地放松紧张的身体部位，让身体得到深度的舒缓。将二者与体位练习相结合，能够更深入地拉伸筋膜、结缔组织和肌肉，也更容易让练习者迅速进入专注的状态，进而使思绪平静，身体放松，并深入感受身体的内在能量。从某种层面而言，可将阴瑜伽视作一种在长时间静态体式中进入冥想状态的练习方式，宛如一场身心的修行之旅。

阴瑜伽与冥想的融合，共同促进了个体的身心健康。阴瑜伽的身体拉伸能够缓解身体的紧张和压力，使身体重归轻松；而冥想的专注力训练则可帮助个体更好地应对心理压力，让心灵得以安宁。二者结合，能够有效降低个体的压力水平，提高应对压力的能力，犹如为个体构筑了一道坚固的心理防线。阴瑜伽的放松效果与冥想的内心平静相辅相成，共同促进个体的情绪稳定。通过练习阴瑜伽和冥想，个体能够更好地管理情绪，减少焦虑和抑郁等负面情绪的影响，让心灵重归澄澈。冥想强调对内心的觉察和关注，而阴瑜伽的身体拉伸则有助于个体更好地感知自己的身体。二者结合，能够增强个体的自我意识，提高对身体和心灵的觉知能力，使个体更加了解自己。阴瑜伽与冥想的融合，为个体提供了一种全面的身心健康途径。通过练习阴瑜伽和冥想，个体能够在身体和心理层面达到平衡与和谐，从而提高生活质量和工作效率，开启更加美好的人生篇章。

总之，可将阴瑜伽视作一套侧重于身心放松、恢复元气的课程，亦可将其视作一套放松冥想课程。它能够缓解"阳瑜伽"带来的肌肉酸痛，其缓慢轻柔的课程节奏，融入流畅的冥想引领，让身心由内而外地彻底放松。更通过长久地保持一个动作，在静态中纠正姿势。在此过程中，专注于呼吸控制，感受身心的微妙变化，远离尘世的喧嚣，在静逸的冥想中感受、洞察、聆听、触摸、呼吸，仿佛与天地融为一体。

第四节 阴瑜伽的益处

练习阴瑜伽，其益处可谓不胜枚举。它凭借缓慢而深入的伸展动作，能够有效地放松并滋养身体的深层组织，尤其是下肢、骨盆与下背部区域。如此一来，便能缓解这些部位的紧张与僵硬之感，进而促进身体柔韧性的显著提升。在呼吸与冥想的巧妙引导之下，练习者能够更加专注地沉浸于当下，增强心灵的平静与专注力，有效减轻压力与焦虑情绪。与此同时，阴瑜伽还能激发并平衡身体的内在能量，促进气血循环，从而提升整体健康水平。若长期坚持练习，不仅能够塑造出稳健的体态，还能培养深厚的耐力与静坐能力，为身心健康的全面发展筑牢坚实根基。阴瑜伽，无疑是一种内外兼修、促进身心和谐与平衡的卓越练习方式。

其一，可增加肌肉的柔韧性与耐力，拉伸身体骨骼的结缔组织，提高关节活动幅度，尤其是骨盆、髋部区域。人体的身体组织主要分为骨骼、结缔组织（它是连接肌肉和骨骼间的软组织，如筋膜、韧带和肌腱等），以及肌肉这三部分。人体关节的活动幅度在很大程度上取决于身体的结缔组织和关节囊。在瑜伽的体位练习中，倘若未能真正作用于结缔组织和关节，便难以使身体真正柔软起来。在瑜伽体系中，骨骼和结缔组织属于阴性组织，而肌肉则属于阳性组织。针对它们的练习方法也各有不同：对于肌肉，需采用强化的方式；对于结缔组织，则要轻柔地牵引，并长时间地保持。所以，若要使身体的组织功能得到协调、平衡的锻炼，不仅需要阳瑜伽，还需借助阴瑜伽使结缔组织持续得到开发，保持其最大的空间度和柔软度。阴瑜伽正是通过有选择性的体位，让外部肌肉长时间处于放松状态，并配合呼吸，以静态的方式舒展结缔组织，进而促进关节的灵活度，从而真正开发身体的柔软度，特别是髋部、大腿、骨盆和下部脊柱的结缔组织，以及骨骼间的韧带、运动润滑液和骨膜。

其二，能舒缓压力，增强身体的感知能力，促进呼吸和冥想，提高专注力和注意力。阴瑜伽的练习着重强调感受身体的各个部位以及内在能量的流动，这有助于增强身体的感知能力，使练习者更好地了解自己的身体状态。它能够有效缓解身体的紧张和压力，放松神经系统，减轻焦虑和抑郁情绪，改善睡眠质量。阴瑜伽的练习注重呼吸和冥想，能够帮助练习者调整呼吸节奏，提高呼吸质量，同时也有助于更好地进行冥想和放松练习。其体位注重髋部的打开，让脊椎拥有更多的上升空间，使练习者最大幅度地提升关节的柔软度，也为静坐冥想提供了良好的基础准备工作。阴瑜伽的练习需要专注力和注意力来维持身体的平衡和稳定，同时也能帮助练习者提高专注力和注意力。每个动作需静止一段时间，为 3～5 分钟，有时甚至长达 10 分钟。在此过程中，练习者要意识到身体和静默时发生的变化，并将意识从肌肉转移到更深层的骨骼，从而达到更深层的放松和专注。

其三，可促进血液循环，保持骨骼、经络健康。阴瑜伽注重对关节的静态挤压，通过刺激身体的穴位和经络，能够促进血液循环，改善身体的代谢和免疫系统。如此一来，便可以减缓骨骼的退化，防止关节周围组织出现僵硬、固化的情况，保持经络的健康，促进气息的流动。

其四，能拉伸和放松身体骨骼的结缔组织，实现身体的平衡和稳定，同时也可提高身体的协调性和稳定性。从中国古典哲学的角度来看，阴瑜伽强调身体不同组织的阴阳协调。肌肉和血属阳，结缔组织和关节属阴。阴组织和阳组织无法通过同一种方式得到锻炼。瑜伽练习者一旦明白这一点，他们的练习将会变得更加有效。目前，大多数的瑜伽练习属于阳瑜伽，其强调肌肉的伸展和收缩，而阴瑜伽则着重于髋部、骨盆和下背部的结缔组织。阴瑜伽的体式要求保持 3～5 分钟，甚至长达 10 分钟。这种练习方式与通常的肌肉练习相结合，更能帮助我们全面地锻炼身心。除此之外，从能量的角度来看，阴瑜伽还能通过协调经络系统改善内在器官功能，如帮助肝脏、脾脏和肾脏储存能量、传递能量，以及进行体内排毒等。

阴瑜伽相较于其他瑜伽课程，更注重身体姿势的长时间保持，使肌肉处于较为放松的状态。阴瑜伽适宜瑜伽初学者、工作压力较大者、进行大量"阳瑜伽"练习者，以及身体有伤之人练习。练习阴瑜伽能够帮助他们放松身心、治愈创伤，提高练习效果并打开身体。阴瑜伽还适合上半身力量欠缺或者不经常练习瑜伽的人，它能使任何练习者都感到青春焕发、神清气爽。在练习阳瑜伽课程的同时穿插练习阴瑜伽，还能使你的瑜伽练习达到一种平衡状态，让身体各组织的神经、血液、经络系统得到全面的放松，使瑜伽练习效果加倍。

总而言之，阴瑜伽是一种非常有益的练习方式，它能为身体带来真正的灵活，同时也能为冥想静坐奠定良好的基础。

第二章

中医与阴瑜伽

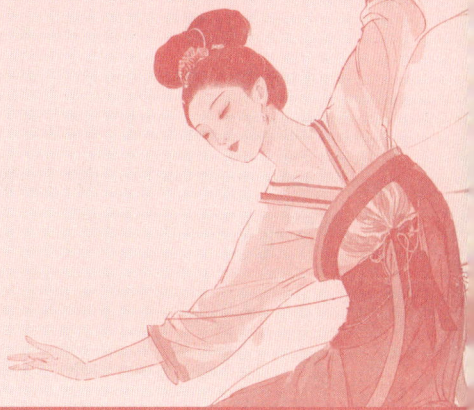

　　瑜伽项目因具备场地自由度高、安全性佳、简便易学等特点，深受广大人民群众的喜爱。随着健康中国建设的稳步推进和中医药事业的蓬勃发展，全民运动健康意识日益增强，瑜伽保健与中医经络腧穴等理论的融合逐渐成为业内研究的热点。通过中医视角解读瑜伽运动，并以中医经络腧穴理论为指导，开发具有特定疗效的瑜伽内容，能够促进中医药与运动康养的深度融合。这一举措既可提升瑜伽的疗效，又能借助瑜伽的普及优势，扩大中医药知识的受众群体，共同发挥运动康养与养生保健的双重作用。

第一节　中医与阴瑜伽的结合

　　阴瑜伽（Yin yoga）由美国瑜伽导师保罗·格里利（Paul Grilley）结合自身瑜伽修习经验与医学专长，与日本多位学者精心研究后创立，是一种独特的瑜伽流派。阴瑜伽以中国古典阴阳平衡理念为基础，将瑜伽与中医筋脉理论相融合。它认为源自西方的力量瑜伽或阿斯汤加瑜伽属"阳性"，而以静为主的阴瑜伽则属"阴性"，是对传统哈他瑜伽的发展与创新。目前，我们所接触的大部分瑜伽练习以力量和柔韧训练为主，属于阳瑜伽范畴，练习时侧重于肌肉训练与血液循环，而对经络、内脏以及骨骼关节连接处的练习相对较少。阴瑜伽的练习则侧重于经络、关节肌肉间结缔组织的拉伸，能够按摩内脏、强健脊柱，再配合缓慢细长的呼吸来调节神经系统，从而达到身心合一的至高境界。

由此可见，阴瑜伽与中医经络腧穴在功能上具有相通之处。

有人认为，阴瑜伽犹如一座桥梁，将印度瑜伽与中华经脉相连接。前屈类的阴瑜伽体式能够刺激膀胱经；扭转类的阴瑜伽体式可刺激胆经；后弯类的阴瑜伽体式能刺激胃经；屈膝、大腿外展外旋类的阴瑜伽体式可刺激脾经、肾经和肝经；手臂保持长时间伸展的阴瑜伽体式则能刺激肺经、心经、心包经、大肠经、小肠经和三焦经。

一、中医经络腧穴与阴瑜伽理论相通

中医与瑜伽均认同经络系统的存在及其传输功能，且三脉七轮与任督经穴在人体的位置不谋而合，二者具有显著的相通性。

1. 中医经络腧穴理论

经络作为运行气血、联系脏腑与体表及全身各部的通道，发挥着至关重要的作用。腧穴则是脏腑经络之气输注、出入的特殊部位，腧穴归属于经络，经络又隶属于脏腑，腧穴与脏腑脉气相通。现代研究表明，经络系统是人体一个综合性的生理调控系统。刺激穴位能够特异性地对相应脏腑器官产生调治作用，且腧穴对呼吸、循环、消化、泌尿、神经、内分泌、免疫等各系统的调节作用均已得到大量实验研究的验证，这充分体现了中医学的整体观。

中医学强调阴阳平衡，经络系统通过调理气血，使人体阴阳处于和谐稳定的状态。在经络的紧密联系下，气血的盛衰与功能的动静得以保持相对平衡，从而使人体达到"阴平阳秘，精神乃治"（《素问·生气通天论》）的理想状态。同时，中医秉持"天人合一"与"形神合一"的理念，认为人体与自然界存在着高度的通应性。一方面，经络系统中的井荥输经合系统的功能类似于树木从土壤中吸收水分的系统，而如环无端的十二经脉则类似于树木自身的养分输布与循环系统，这正是中医学"天人合一"思想的生动体现。另一方面，中医学认为，神在形的基础上产生，神又对形起着主宰作用，人体的形神是相互依存、相互联系、相互为用的有机整体。因此，形和神呈现出"一荣俱荣，一损俱损"的关系，神的损耗会直接导致形的衰败。经络系统对人体的调控作用同样依赖于调神守形。《针灸甲乙经》提出了"守形"与"守神"并重，"知调"与"重养"相结合，针前审"神"、针刺治"神"、刺毕调"神"，审、治、调三位一体的"治神"思想。运用经络腧穴理论时，务必"守神"而治，不可仅停留于"守形"层面。

2. 印度三脉七轮理论

瑜伽同样构建了自身的经络系统。瑜伽起源于印度，它吸纳了印度传统医学阿育吠陀中的三脉七轮理论，将其作为核心的脉络穴位系统。瑜伽认为，人体内存在三条生命能量脉以及上万条支脉与细脉。三条主脉的交汇之处便是脉轮，生命能量自三条主脉分流至支脉与细脉，最终流经每一个腺体与器官。这些能量支脉与细脉的核心控制点，便集中在七个脉轮之上。由此可见，瑜伽的三脉七轮理论与中医整体观中人体通过经络使脏与脏、脏与腑、腑与腑密切相连的理论，存在着诸多共同之处。

在古代传统东方文化中，脉轮（chakras）是指人体中的能量中心。阴瑜伽不仅包含有益于身体健康的体式与呼吸训练，还能通过疏通脉轮之法，提升人的体能。正是这些能量中心（脉轮），使得生命能量能够流经全身，进而有助于增进身心的和谐与情感的健康。若脉轮受阻，便会导致一系列症状的产生，如肌肉紧张、关节僵硬，以及经常出现的恐惧等负面情绪。而练习阴瑜伽，则可疏通阻塞的脉轮能量，使人体系统恢复平衡状态。

三脉七轮的循行路径与部位，和中医经络腧穴的分布具有相似性。中脉与督脉在循行位置上，于脊柱段基本重合，皆位于脊柱之内；左脉与右脉分布于中脉两旁，督脉别络同样位于脊柱两侧，位置大致相同。中脉统领全身经脉，督脉与任脉则分别统率全身阳经与阴经，二者功能相似。中医学理论中，亦存在与瑜伽七轮相类似的三个重要的精气汇聚部位，分别称作"上丹田""中丹田""下丹田"，它们分别对应瑜伽脉轮的眉间、胸口中央和下腹部。由于脉轮所指是一个从中心向四周呈辐射状的立体区域，其脉轮与中医特定穴位在分布及功能上亦存在相似之处，如百会穴与顶轮、印堂穴与眉间轮、大椎穴和天突穴与喉轮等。在功能发挥方面，中医穴位的功能通过经络气血的流注得以实现，而脉轮的功能则与脉轮区域的脏腑以及中脉、左脉、右脉沟通联络的部位相关，二者同样具有一致性。

综上所述，阴瑜伽与中医经络腧穴学在理论上具有相通性。瑜伽认为，特定的体式也能在一定程度上刺激相应的经络。然而，中医所强调的经络遍布全身，形成了一个完整的网络体系，其范围比瑜伽的三脉更为广泛，且中医经络学说更为系统，在定位和主治方面也更为精确。因此，将中医经络腧穴理论与阴瑜伽相结合，是对阴瑜伽的进一步补充与完善。

二、中医经络腧穴与阴瑜伽功效相近

瑜伽（yoga）一词源于梵文词 yug 或 yuj，意为连结、附上或轭，引申为联合、交流或和谐，是东方最为古老的健身术之一。它强调通过适合自己的瑜伽方式，达到完美控制身心的境界。这与中医学的"形神合一""天人合一"理念相契合，瑜伽同样注重身体与心灵的双向调控，以及与大自然的有效连接。

1.形神共调

以经络腧穴理论为基础的中医导引术与瑜伽，在习练过程中，均讲究"调身、调息、调心"三位一体，其中尤为注重调息，即对呼吸的精准控制。导引术的呼吸方法认为，吸气时腹肌收缩，此为逆腹式呼吸，具有按摩内脏和升提气机的作用；呼气时腹肌收缩，则为顺腹式呼吸，降中有升，对内脏的按摩作用最为显著。

阴瑜伽同样注重调畅呼吸，强调天人合一，主张采用缓慢深长的呼吸方式，且更加重视呼气所发挥的作用。呼吸是瑜伽习练的灵魂所在，阴瑜伽认为，调整呼吸能够让人从紧张的状态中释放出来，良好的呼吸可以有效地按摩内脏，刺激各生理腺体进行良性分泌。此外，阴瑜伽的呼吸还包含盆腔运动，即在做腹部呼吸的同时，配合提肛或会阴收束训练，以促进盆腔的血液循环，兴奋副交感神经，使神经系统趋于平静，从而达到止痛的效果。有效的呼吸方式，能够洁净呼吸系统，清除身体毒素，进而达到净化思想、平和情绪的作用。

由此可知，阴瑜伽强调体位法、呼吸、冥想三者不可分割，这与中医学的精气神理论相一致；阴瑜伽注重在体式中专注呼吸与冥想，这与中医导引术中要求做到调身、调息、调心三调合一的理念不谋而合。

2.平衡阴阳

阴阳是事物普遍存在的相互对立的两种属性，是事物发生、发展、变化的规律与根源。《素问·阴阳应象大论》中记载："阴在内，阳之守也；阳在外，阴之使也。"当阴气平顺，阳气固守而不发散时，人体便处于一个健康的状态。以中医经络腧穴为理论基础的太极拳，便是通过适宜而连贯地舒张和收缩经脉，以达到固本健身的目的。太极拳的一招一式，均以"阴阳"为核心，将阴阳这两个方面通过调节转化形成动态平衡，从而使经脉中的气血流通顺畅，维持健康状态。从阴阳的角度来看，上为阳，下为阴；吸气为阳，呼气为阴；动为阳，静为阴；伸展为阳，收拢为阴；紧张为阳，放松为阴；肌肉和血为阳，结缔组织和关节为阴。传统瑜伽以锻炼身体的灵活性和力量性为主，在身体层面重视肌体体系的调控，故而以阳性的锻炼方式为主。阴瑜伽受中医阴阳学说理论的影响，强调身体不同组织的阴阳协调，重视下半身阴位的锻炼，并将冥想与体式相结合，是一种在完全放松状态下的锻炼方式。阴瑜伽强调以下肢（盆骨）、结缔组织和关节为主要运动部位，以放松、收拢和静态保持为主要体式。每个体式保持的时间较长，时间为 3 ~ 10 分钟，主要针对深层次的结缔组织进行拉伸，强调在停留过程中使肌肉放松并进行冥想内观，从而调理人体阴位的结构和功能。阴阳是相辅相成的，需要互相配合才能达到平衡。由于阴阳互根互用，阴位的调适能够滋养和制约阳位，使阳性部位更加充盛、平和。阴瑜伽通过在自身极限状态下长时间保持动作，打通自身经络，静中寓动，调和阴阳，从而达到良好的效果。

由此可见，以中医经络腧穴为理论基础的太极、导引术对经脉的调养，以及阴瑜伽拉伸深层组织的体式，都重视阴阳的平衡，均以阴阳学说作为它们的核心理论之一。

3. 调理脏腑

《灵枢·海论》中记载："夫十二经脉者，内属于腑脏，外络于肢节。"经脉沟通内外，网络全身。通过刺激体表的穴位，能够从经络"引气远入"，进而调理脏腑功能，治疗脏腑病证。阴瑜伽的习练区域主要在大腿以上、下背部以下，重点在于髋部、骨盆区域，该区域承载着生殖、消化等重要系统。这些部位对应了瑜伽七轮中的根轮、腹轮和脐轮。脐轮位于腹部，与人的腹腔神经丛相关，对应胰腺、部分肝、脾、肾和胃等器官；腹轮位于生殖器官附近的中脉，对应经络中的任脉，与调节阴经气血相关；根轮位于脊椎底端，对应经络中的督脉，与肝肾关系密切。因此，二者均能通过人体经脉作用于脏腑，使六腑通利，五脏安和。

4. 疏通经络

瑜伽的"三脉七轮""契合法"等，都是对应经络的练习方式。七轮的效果等同于中医学的"经脉"，三脉则同中医学的"络脉"。阴瑜伽主要作用于肝经、胆经、胃经、脾经、肾经、膀胱经、任脉、督脉、带脉、冲脉。练习阴瑜伽时出现的肢体酸麻等感觉，正是人体经络通畅的表现。在练习过程中，增强气的流通循环，由意念引导深呼吸，可以使内气的作用增强，保持经络畅通，促进全身的新陈代谢和气血的循环。

由此可知，中医经络腧穴学与阴瑜伽在理论上具有相通性，在功能上，瑜伽特定体式也能在一定程度上刺激相应的经络。基于以上认识，阴瑜伽强调每一个体式的练习都应关注所能刺激的经络，并通过长时间的体式保持，使经络得到充分的滋养。

三、中医经络腧穴与阴瑜伽结合具有可操作性

阴瑜伽着重强调动作的持久保持以及缓慢而深长的呼吸方式。其理念主张操作者凭借意识的引导，使"气"融入经络之中，助力脏腑器官获取充足且新鲜之血液。正因阴瑜伽着重于体式的持久保持，操作者方有充裕的时间去悉心留意经络的走向，并精准刺激腧穴。

再者，阴瑜伽体式多集中于骨盆与下肢区域，练习者往往采用伸展的姿势，双手处于松弛自然之态。在体式停留之际，练习者可主动对下肢及腰腹部的腧穴加以刺激，进而达成改善血液循环、调节内分泌、提升人体免疫力的协同效应，此足见其在技术层面的可行性。

四、中医经络腧穴与阴瑜伽结合应用现状

鉴于瑜伽与中医在理论层面具有相通性，且在操作层面具备可行性，近年来，越来越多的学者开始聚焦于瑜伽与经络、腧穴之间的结合研究。马雄飞、应荐研究发现，瑜伽体式能够促使腧穴红外温度上升，并且受靶向作用的脉轮所对应的腧穴，其温度上升幅度高于其他腧穴。

刘花云在对 62 名患有痛经症状的女大学生进行瑜伽练习效果的对比研究时，巧妙融入了针对相关穴位的挤、压、按等动作手法。李昭溶的研究表明，新编气功瑜伽术在刺激经络与穴位运行方面效果卓著，适合作为高血压患者非药物治疗的辅助方案，能够收获良好的临床效果。魏玉洁以中医经络视角下的瑜伽健身功效为研究对象，通过深入剖析足阳明经的流注走向以及瑜伽体式的变化，精心编排出一套契合现实条件的经络瑜伽方案。

此外，多位研究者亦对瑜伽与经络相结合的可能性展开了探讨，一致认为在瑜伽教学中融入中医经络学知识，能够更有效地发挥强身健体之功效，同时还能激发学生的学习兴趣。

纵观现有的研究成果不难发现，多数研究者来自体育行业，他们对中医学理论、经络学说的认知相对较浅，既无法精准把握阴瑜伽体式与中医经络之间的对应关系，也不能规范、正确地选用相应的腧穴，有时存在人云亦云、生搬硬套之弊病。

鉴于此，本书充分借助中医药高校和资深瑜伽企业的资源优势，深入探究经络腧穴与瑜伽的有机融合，致力于开发具有临床意义且行之有效的"阴瑜伽＋腧穴"疗法，以期为瑜伽从业者和爱好者提供有益的参考与借鉴。

第二节　中医经络系统概述

经络，实乃气血循行之通道，犹如脏腑与体表及全身各部相互联络之脉络网络。恰似山区之中的交通要道，以数条主干道路、若干穿山隧道，以及不断延展分支的小径，将身体这一宏大整体紧密相连，上下贯通，内外相通。其中，经脉仿若主干大道，络脉则似蜿蜒小径，二者纵横交织，错落有致（图 2-2-1）。

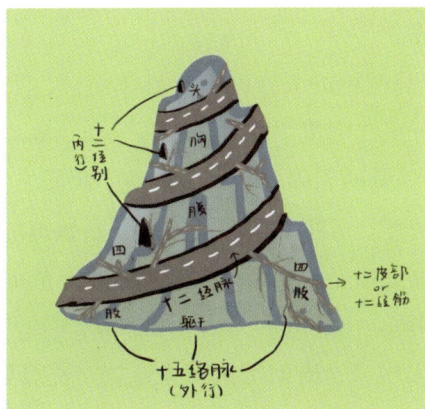

图 2-2-1　经络运行示意图

经络系统涵盖十二经脉、奇经八脉、十二经别、十二经筋、十二皮部，以及十五络脉。在这之中，十二经脉堪称经络系统的核心主干。十二经别作为十二经脉在胸、腹及头部所分出的内行支脉，实为十二经脉的最大分支。筋肉依据经络的支配规律，可划分为十二经筋；皮部亦按照经络的分布情况，细分作十二皮部。而十五络脉，则是十二经脉在四肢以及躯干前、后、侧三个部位所分出的外行支脉（图 2-2-2）。

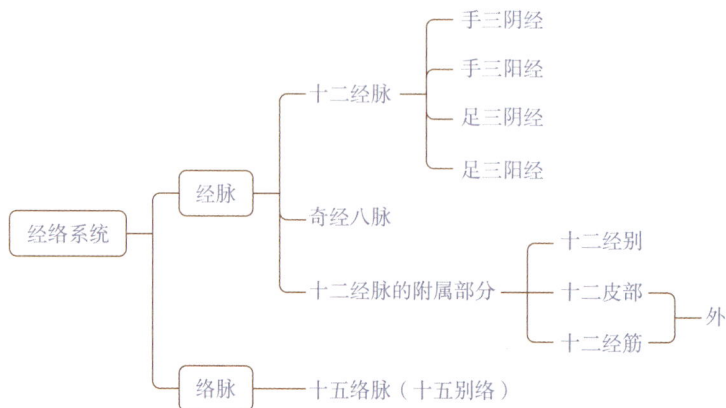

图 2-2-2　中医经络系统示意图

一、十二经脉

1. 名称及其含义

十二经脉作为经络系统的核心主体，素有"正经"之称。其名称由手足、阴阳、脏腑三部分构成。

"手足"明确了经脉循行的大致区域。具体而言，手经的外行路线主要分布于上肢，足经的外行路线则集中在下肢。

"阴阳"既体现了经脉的阴阳属性，又反映了阴阳之气的盛衰程度。其中，阴气最为充盛者为太阴经。可将太阴经类比为一条蜿蜒的盘山公路，此公路因地势或遮蔽等因素，整日接受阳光照射的时间最少，故而阴气最为浓厚。其次为少阴经，再次为厥阴经。

阳气最盛者当属阳明经，恰似那条毫无遮挡、充分沐浴阳光的盘山公路，阳光直射时间最长，阳气因而最为旺盛。接着为太阳经，最后是少阳经。三阴经与三阳经之间相互对应，形成表里关系。

"脏腑"表明了经络与脏腑之间的内在联系。例如，肺经意味着该经脉归属于肺脏，胃经则表明该经脉与胃腑相关联。

2. 经络分布

（1）四肢部

不妨设想这样一个场景：你正伫立于户外，沐浴着和煦的阳光，阳光轻柔地洒落在身上。你双手自然下垂于身体两侧，大拇指朝前，小拇指朝后。此时，暴露在阳光下的部位是手和腿的外侧面，而内侧面则紧贴着身体。基于此，我们将四肢的外侧定义为阳面，内侧定义为阴面。

十二经脉在四肢的循行分布有着特定的规律，具体而言，太阴经与阳明经循行于四肢的前侧，厥阴经与少阳经循行于四肢的中部，少阴经与太阳经循行于四肢的后侧。不过，在小腿下部及足部存在一处特殊情况，足厥阴经在内踝上八寸处（此处"八寸"的测量方法为：将大拇指与中指撑开，两指尖之间的距离即为 8 寸）之后，其循行位置会排列于足太阴经之前。

手三阴经分布于上肢的内侧。其中，循行于上肢内侧面前缘和大指桡侧端的经脉为手太阴经；循行于上肢内侧面中间和中指桡侧端的经脉为手厥阴经；循行于上肢内侧面后缘和小指桡侧端的经脉为手少阴经。

手三阳经分布于上肢的外侧。具体分布为：从示指桡侧端起始，沿上肢外侧面前缘循行的经脉为手阳明经；从无名指尺侧端起始，沿上肢外侧面中间循行的经脉为手少阳经；从小指尺侧端起始，沿上肢外侧后缘循行的经脉为手太阳经。

足三阳经分布于下肢的外侧。其中，循行于下肢外侧面前缘和第二趾外侧端的经脉为足阳明经；循行于下肢外侧面中间和第四趾外侧端的经脉为足少阳经；循行于下肢外侧面后缘和小趾外侧端的经脉为足太阳经。

足三阴经分布于下肢的内侧。具体而言，从大趾内侧端起始，沿下肢内侧面中间转至前缘循行的经脉为足太阴经；从大趾外侧端起始，沿下肢内侧面前缘转至中间循行的经脉为足厥阴经；从小趾下方经足心至下肢内侧面后缘循行的经脉为足少阴经。

（2）头和躯干部

十二经脉在头和躯干部的分布情况大致如下：手三阴经与胸部相联系；足三阴经与腹部及胸部相联系；手足三阳经则与头部相联系。阴经在头和躯干部的分布范围较为广泛，其分布规律大致为：阳明经循行于身前，少阳经循行于身侧，太阳经循行于身后，在头部的分布情况亦是如此。

分布于躯干的经脉，从内而外可划分为若干条侧线。这些侧线与正中线的距离和对应的经脉关系，具体可参照表 2-2-1、图 2-2-3 所示。

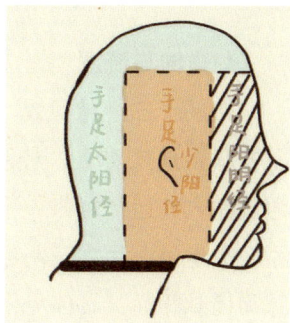

图 2-2-3 头部经脉分布

表 2-2-1 经脉侧线分布对应关系

部位	第一侧线	第二侧线	第三侧线
背腰	1.5寸（膀胱经）	3寸（膀胱经）	
腹部	0.5寸（肾经）	2寸（胃经）	4寸（脾经）
胸部	2寸（肾经）	4寸（胃经）	6寸（脾经）

（3）内行部分

在人体脏腑中，脏为阴，腑为阳，手三阴联系于胸部，内属肺、心包、心；足三阴系于腹部，内属脾、肝、肾。阳经属于腑，足三阳内属胃、胆、膀胱；手三阳内属大肠、三焦、小肠。

3. 表里络属

十二经脉内属于脏腑，阴经为里，属于脏；阳经为表，属于里。互为表里的阴经和阳经又在体内有络属关系，阴经属脏络腑，阳经属腑络脏。例如，手太阴肺经属肺络大肠，手阳明大肠经属大肠络肺。十二经脉依此构成六对表里络属的关系，具体见表 2-2-2。

表 2-2-2 十二经脉表里络属

	肢体内侧	肢体外侧
手	手太阴肺经	手阳明大肠经
	手厥阴心包经	手少阳三焦经
	手少阴心经	手太阳小肠经
足	足太阴脾经	足阳明胃经
	足厥阴肝经	足少阳胆经
	足少阴肾经	足太阳膀胱经

4. 走向与流注

如果十二经脉只是"单行道"，气血就无法源源不断地供应和传导，因此需要联系地来看十二经脉，使它变成一个能够循环的"环岛"，在中医中称之为流注。其运行规律：手之三阴经从胸走手，手之三阳经从手走头，足之三阳经从头走足，足之三阴经从足走胸腹。由此十二经络便可以连贯起来，并与督脉和任脉相通，具体见图 2-2-4。

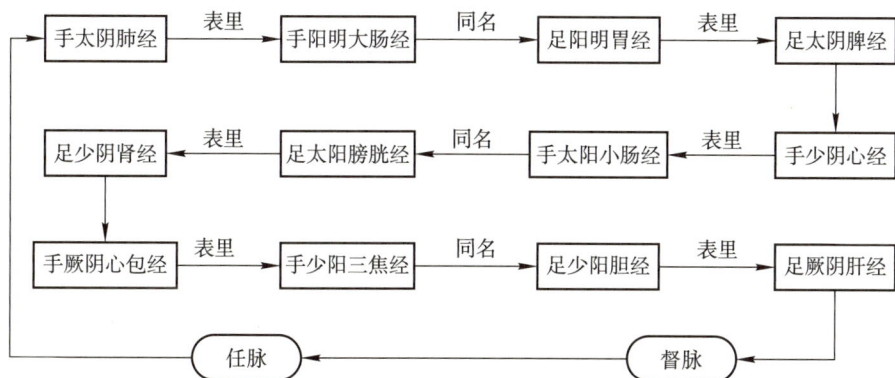

图 2-2-4 经脉走向与流注

5. 十二经脉的衔接

相表里的阴经和阳经在四肢末端（手足部）相接，同名手足阳经在头面部相接，阳经与阴经在胸部衔接。具体见图 2-2-5。

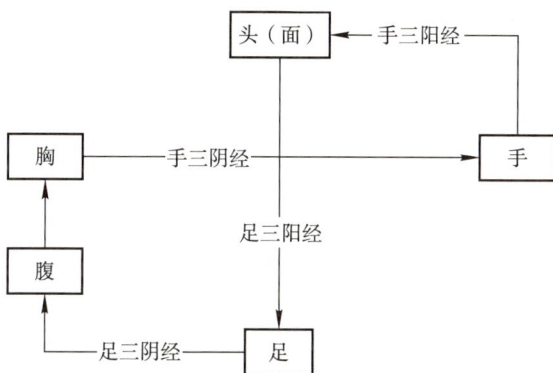

图 2-2-5 经脉的衔接

二、奇经八脉

奇经八脉与十二正经不同，既不直属于脏腑，又无表里配合关系，"别道奇行"，故称"奇经"，包括督脉、任脉、冲脉、带脉、阳维脉、阴维脉、阴跻脉、阳跻脉。

奇经八脉像是十二经脉这一"主干道"的匝道，不仅使十二经脉的联系更加紧密，还起到了调节十二经脉气血的作用。就好比堵车时汽车可以往匝道走，主干道就不会过于拥堵；当主干道车少时，汽车可以选择从匝道返回主干道。同时，它还与肝、肾、脑、髓、女子胞联系较为紧密。

任脉，行于腹面正中线，其脉多次与手足三阴及阴维脉交会，能总任一身之阴经，故称"阴脉之海"。任脉起于胞中，与女子妊娠有关，故有"任主胞胎"之说。

督脉，行于背部正中，其脉多次与手足三阳经及阳维脉交会，能总督一身之阳经，故称为"阳脉之海"。督脉行于脊里，上行入脑，并从脊里分出属肾，其与脑、脊髓、肾又有密切联系。

冲脉，上至于头，下至于足，贯穿全身；成为气血的要冲，能调节十二经气血，故称"十二经脉之海"，又称"血海"。冲脉同女性的月经有关。

因为任脉、督脉、冲脉皆起于胞中，同出会阴而异行，都可调控女子之经带胎产，故又称"一源三歧"。

带脉，起于季胁，斜向下行到带脉穴，绕身一周，如腰带，能约束纵行的诸脉。

阴跷脉、阳跷脉：跷，有矫健敏捷之意，有濡养眼目、司眼睑开合和下肢运动的功能。

阴维脉、阳维脉：维，有维系之意。阴维脉的功能为"维络诸阴"，阳维脉的功能为"维络诸阳"。

三、经别、络脉、经筋、皮部

1. 十二经别

十二经别就是别行的正经，有离、入、出、合于人体表里之间的特点，有"六合"之称。它既像是小路，又像是隧道，加强了十二经脉的内外联系，更加强了经脉所络属的脏腑在体内的联系，同时还扩大了十二经脉的主治范围。十二经别运行见表2-2-3。

表 2-2-3　十二经别运行

离	十二经别多从四肢肘膝上下的正经别出
入	经过躯干深入体内与相关的脏腑联系
出	再浅出于体表上行头项部
合	在头项部，阳经经别合于本经的经脉，阴经经别合于相表里的阳经经脉

2. 十二经筋

十二经筋是十二经脉之气濡养筋肉骨节的体系，分布范围与十二经脉大体一致，是十二经脉的外周连属部分。它们均起始于四肢末端，结聚于关节、骨骼部，走向躯干头面。十二经筋行于体表，不入内脏，有刚筋、柔筋之分。经筋具有约束骨骼、屈伸关节、维持人体正常运动功能的作用。

3. 十二皮部

人体十二经脉及其络脉按其循行路线在体表各有其相应区域，划分为十二部分，即为十二皮部。十二皮部广泛分布于表皮，能够对邪气起到一定的防御作用，是机体的卫外屏障。如果机体内部出现问题，皮部也可有所反应，以协助诊断。由此可知，皮部有抵御外邪、保卫机体和反映病候、协助诊断的作用。

十二皮部在表皮上的分布要比十二经脉广泛。十二经脉以线条状形式分布，十二皮部则是以片状或条状形式分布的。十二皮部分布见表2-2-4。

表2-2-4　十二皮部分布

六经	太阳	阳明	少阳	太阴	少阴	厥阴
皮部名	关枢	害蜚	枢持	关蛰	枢儒	害肩

4. 十五络脉

十五络脉，即任、督二脉和十二经脉在四肢部各自别出一络，加躯干侧的脾之大络，共十五条，称为"十五络脉"，又称"十五别络"。

四肢部的十二经别络加强了十二经中表里两经的联系，从而沟通了表里两经（特别是体表）的经气，补充了十二经脉循行的不足。躯干部的任脉络、督脉络和脾之大络，分别沟通了腹、背和全身经气，从而输布气血以濡养全身组织。

四、经络的作用

1. 沟通内外，网络全身

人体是由五脏六腑等相关器官组成，通过经络组成一个有效的整体，可以使人体作为一个整体进行相关功能的协调，同时，各器官还可以通过经络彼此有机联系在一起，能够有效协调人体阴阳。

2. 运行气血，协调阴阳

人体各个组织器官，均需气血以濡润滋养，才能维持其正常的生理活动。

经络可以将气血运行至人体的各个器官组织，可以使人体抵抗外邪，保卫机体。

经络可以调节人体的阴阳，使相关疾病出现之后通过经络进行调整，对于气血不和、阴阳偏盛和偏衰等，都可以进行调整。当人体发生疾病时，出现气血不和或阴阳偏盛偏衰等证候，可运用针灸等治疗方法以激发经络，针刺相关经络穴位，则可对各脏腑功能产生调节作用。

3. 抵御病邪，反映证候

经络不仅可以运行气血，还可以传递各种信息。当人体受到刺激的时候，刺激就会沿着经络传导至人体相关脏腑，使相关脏腑功能发生变化。

经络反映证候，可以是局部的，或一经的，或数经的，或是整体的。经络的阴阳气血盛衰可出现寒热虚实等多种证候表现，疾病由表及里，由三阳经传入三阴经的发展变化过程，体现了经络与经络之间、经络与脏腑之间存在着相互联系。

4. 传导感应，反映虚实

经络就像是人体四通八达的网络，在正常情况下能够运行气血，协调阴阳，将信息传递至人体各部。当发生气血不和及阴阳失衡等病证时，也可通过经络将疾病的信息反映出来。

第三节　腧穴功效与定位

腧穴是脏腑经络之气输注、出入的特殊部位，也是疾病的反应点和针灸等治法的刺激点。腧，又作"俞"，通"输"，有输注、转输之意；穴，即空穴的意思。

一、腧穴的分类

腧穴的类别，一般将归属于十四经脉的称为"经穴"，未归入十四经脉的补充穴称为"经外奇穴"，还有按压痛点或其他反应点取穴的，则称为"阿是穴"。

1. 经穴

凡归属于十二经脉和任脉、督脉的腧穴，亦归属于十四经的穴位，总称"经穴"。经穴都有具体的穴名和固定的位置，分布在十四经循行的路线上，有明确的主治范围。国家标准《腧穴名称与定位》（GB/T 12346—2006）中的经穴总数为 362 个，目前经穴总数即以此为准。穴位有单穴和双穴之分，任脉、督脉位于正中，是一名一穴；十二经脉左右对称分布，是一名双穴。

2. 奇穴

凡未归入十四经穴范围，而有具体的位置和名称的经验效穴，统称"经外奇穴"，简称"奇穴"。奇穴是在"阿是穴"的基础上发展起来的，这类腧穴的主治范围比较单一，多数对某些病证有特殊疗效。

3. 阿是穴

阿是穴，又称天应穴、不定穴等，通常是指该处既非经穴，又非奇穴，而是通过按压痛点来确定取穴位置。这类穴位既无具体名称，又无固定位置，而是以压痛或其他反应点作为刺灸的部位。阿是穴多位于病变附近，也可能出现在与病变距离较远处。

临床上，对于按压有痛感的穴位，凡符合经穴或奇穴位置者，应称其为经穴或奇穴；只有都不符合者，才可称其为"阿是穴"，用此名称以补充经穴、奇穴的不足。

二、腧穴的作用

腧穴作为脏腑经络气血输注、出入的特殊部位，其作用与脏腑、经络有着密切联系，主要体现在诊断和治疗两个方面。

1. 诊断

腧穴具有反映病证、协助诊断的作用。在病理状态下，腧穴能够反映病候，如胃肠疾患患者常在足三里、地机等穴出现压痛或过敏反应，有时还可在第 5 至第 8 胸椎附近触到软物。因此，临床上常用指压俞穴、募穴、郄穴、原穴的方法，观察腧穴的压痛、过敏、肿胀、硬结、凉、热，以及局部肌肉的坚实虚软程度，同时审视皮肤的色泽、瘀点、丘疹、脱屑，以及肌肉的隆起、凹陷等情况，以此来协助诊断。

近年来，应用声、光、电、磁、热等物理学方法对腧穴进行探查以协助诊断取得了新的进展，如经络穴位测定仪、生命信息诊断仪等。通过仪器对腧穴的探测，可以在一定程度上反映经络、脏腑、组织器官的病变情况，为协助诊断增添了新的内容。

2. 治疗

腧穴具有接受刺激、防治疾病的作用。腧穴不仅是气血输注的部位，也是邪气容易侵袭之处，同时还是针灸防治疾病的刺激点。通过针刺、艾灸等对腧穴的刺激，可以疏通经脉，调和气血，使阴阳恢复平衡，脏腑趋于调和，从而达到扶正祛邪的目的。腧穴的治疗作用具有以下三个方面的特点。

第一，邻近作用：这是经穴、奇穴和阿是穴所共有的主治作用特点，即腧穴都能治疗其所在部位及邻近部位的病证。例如，眼区的睛明、承泣、四白、球后各穴，均能治疗眼病；耳区的听宫、听会、翳风、耳门诸穴，均能治疗耳病；胃部的中脘、建里、梁门等穴，均能治疗胃病。

第二，远道作用：这是经穴，尤其是十二经脉在四肢肘、膝关节以下腧穴的主治作用特点。这些要穴不仅能治疗局部病证，而且能治疗本经循行所到达的远隔部位的病证。正所谓"经络所过，主治所及"。例如，合谷穴不仅能治疗上肢病证，而且能治疗颈部和头面部病证；足三里穴不但能治疗下肢病证，而且能治疗胃肠和更高部位的病证等。近代耳穴、头穴疗法有很大发展，这些在高位取穴的治法，也可归入远道作用范围。

第三，特殊作用：除了上述近治和远治作用外，腧穴还具有双向调整、整体调整和相对的特异治疗作用。不少腧穴具有双向调整作用，例如，泄泻时针刺天枢穴能止泻，便秘时针刺则可通便。有些穴位还能调治全身性的病证，这在手足阳明经穴和任督脉经穴中更为多见，如合谷、曲池、大椎可治外感发热；足三里、关元、膏肓作为强壮穴，具有提高人体防卫和免疫功能的作用。有些穴位的治疗作用还具有相对的特异性，如至阴穴可矫正胎位，阑尾穴可治疗阑尾炎等。

三、腧穴的主治规律

1. 分经主治规律

十二经脉在四肢部的五输、原、络、郄穴对于头身部及脏腑病证有特殊的治疗作用，这是腧穴分经主治的基础，也是古人所总结的"四根三结"主治规律的由来。四肢是经脉的"根"和"本"部，对于头身的"结"和"标"部具有远道主治作用。各经有其主要主治病证，邻近的经又有类似作用，或两经相同，或三经相同，这是"三阴""三阳"在治疗作用上的共性。现归纳为手足三阴三阳经主治表，表中只列远道主治病证，如表 2-3-1 ～表 2-3-4 所示。

表 2-3-1　手三阴经穴主治

经名	本经主病	二经相同	三经相同
手太阴经	肺、喉病		
手厥阴经	心、胃病	神志病	胸部病
手少阴经	心病	神志病	

表 2-3-2　手三阳经穴主治

经名	本经主病	二经相同	三经相同
手阳明经	前头、鼻、口齿病		
手少阳经	侧头、胁肋病	耳病	眼病、咽喉病、热病
手太阳经	后头，肩胛	耳病	

表 2-3-3　足三阳经穴主治

经名	本经主病	二经相同	三经相同
足阳明经	前头、口齿、咽喉、胃肠病		
足少阳经	侧头、耳病、项、胁肋、胆病	眼病	神志病、热病
足太阳经	后头、项、背腰、肛肠病	眼病	

表 2-3-4　足三阴经穴主治

经名	本经主病	二经相同	三经相同
足太阴经	脾胃病		
足厥阴经	肝病	前阴病	腹部病
足少阴经	肾、肺、咽喉病	前阴病	

2. 分部主治规律

任脉、督脉行于头身前后正中线，为手足阴阳经脉所交会之处，是各经的总纲。头身部从上而下分为头、胸、上腹、下腹，各部分与背腰部前后对应，这些部位正是四海和气街所在之处。胸和上腹、下腹，又属三焦的分布范围。这是十二经脉的"结"和"标"部所在，对于该部位的脏腑、器官具有邻近主治作用。主要涉及的腧穴有脏腑俞募穴和任督脉上的交会穴。"脏腑腹背，气相通应"（《难经本义》），此为分部主治的规律，体现了经脉在纵行分经的基础上，又存在横行分部的关系。任督脉由于其地位特殊，对于人体整体具有更为重要的作用。督脉以头项部为重点主治区域，任脉以下腹部为重点主治区域，体现了阴升阳降的作用。各部经穴主治情况，如表2-3-5～表2-3-7所示。

表2-3-5　任督二脉经穴主治

经名	本经主病	二经相同
任脉	中风脱证、虚汗、下焦病	神志病、脏腑病
督脉	中风昏迷、热病、头部病	

表2-3-6　头面颈项部经穴主治

分部	主治	分部	主治
前头、侧头区	眼、鼻病	眼区	眼病
后头区	神志、头部病	鼻区	鼻病
项区	神志、咽喉、眼、头项病	颈区	舌、咽喉、气管、颈部病

表2-3-7　胸腹背腰部经穴主治

前	后	主治
胸膺部	上背部	肺、心（上焦病）
胁腹部	下背部	肝、胆、脾、胃（中焦病）
少腹部	腰尻	前后阴、肾、肠、膀胱（下焦病）

四、腧穴定位法

1. 体表标志法

体表标志，主要指分布于全身体表的骨性标志和肌性标志，可分为固定标志和活动标志。

固定标志：固定标志定位，是指利用五官、毛发、爪甲、乳头、脐窝，以及骨节凸起、凹陷和肌肉隆起等固定标志来取穴的方法。例如，可在鼻尖处取素髎穴。

活动标志：活动标志定位，是指利用关节、肌肉、皮肤随活动而出现的孔隙、凹陷、皱纹等活动标志来取穴的办法。例如，耳门、听宫、听会等穴位应张口取穴；下关穴应闭口取穴。人体全身各部主要体表标志见表2-3-8。

表 2-3-8　全身各部主要体表标志

分部	体表标志	定位方法
头部	前发际正中	头发有发部分的前缘正中
	后发际正中	头发有发部分的后缘正中
	额角发际	前发际额部曲角处
	耳尖	在耳向前折时的最高点处
面部	眉间	两眉头之间的中点
胸部	第 2 肋	平胸骨角水平，锁骨下可触及的肋骨为第 2 肋
	第 4 肋间隙	男性乳头平第 4 肋间隙
背腰骶部	第 3 胸椎棘突	直立，两手下垂时，两肩胛冈内侧端连线与后正中线的交点
	第 7 胸椎棘突	直立，两手下垂时，两肩胛骨下角度水平线与后正中线的交点
	第 4 腰椎棘突	两髂嵴最高点连线与后正中线的交点
	第 2 骶椎	两髂后上棘连线与后正中线的交点
	骶管裂孔	取尾骨上方左右的骶角，与两骶角平齐的后正中线上
上肢部	腋后纹头	腋后皱襞的后端
下肢部	内踝尖	内踝最凸起处
	外踝尖	外踝最凸起处

2. 骨度分寸法

　　骨度分寸法，古称"骨度法"，即以骨节为主要标志，测量周身各部的大小、长短，并依据其尺寸按比例折算，以此作为定穴的标准。分部折寸以患者本人的身材为依据。此法的记载，最早见于《灵枢·骨度》，该篇所测量的人体高度为七尺五寸，其横度（两臂外展，两手平伸，以中指端为准）同样为七尺五寸。取用时，将设定的骨节两端之间的长度折算成一定的等分，每一等分即为一寸。不论男女老幼、肥瘦高矮，均以此标准进行折量，作为量取腧穴的依据。常用骨度分寸示意图见图 2-3-1 和表 2-3-9。

A.头部尺寸示意图

B.骨头折量寸示意图（正面）

C.骨头折量寸示意图（背面）

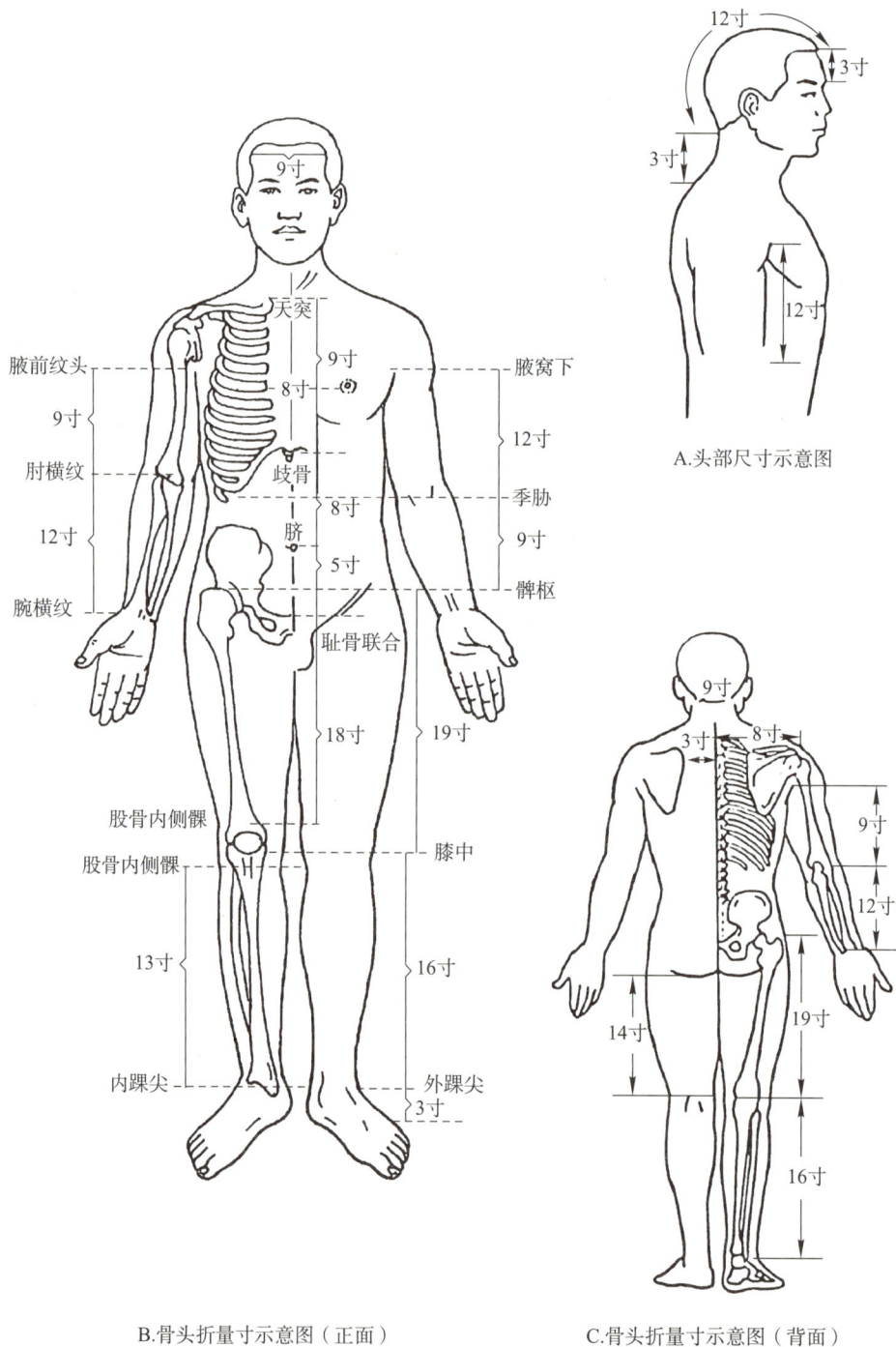

图 2-3-1　常用骨度分寸示意图

表 2-3-9　常用骨度表

部位	起止点	折量寸	度量法	说明
头面部	前发际正中→后发际正中	12	直寸	用于确定头部腧穴的纵向距离
	眉间（印堂）→前发际正中	3	直寸	用于确定前或后发际及其头部腧穴的纵向距离
	两额发际（头维）之间	9	横寸	用于确定头前部腧穴的横向距离
	耳后两乳突（完骨）之间	9	横寸	用于确定头后部腧穴的横向距离
胸腹胁部	胸骨上窝（天突）→剑胸结合中点（歧骨）	9	直寸	用于确定胸部任脉穴的纵向距离
	剑胸结合中点（歧骨）→脐中	8	直寸	用于确定上腹部腧穴的纵向距离
	脐中→耻骨联合上缘（曲骨）	5	直寸	用于确定下腹部腧穴的纵向距离
	两肩胛骨喙突内侧缘之间	12	横寸	用于确定胸部腧穴的横向距离
	两乳头之间	8	横寸	用于确定胸腹部腧穴的横向距离
背腰部	肩胛骨内侧缘→后正中线	3	横寸	用于确定背腰部腧穴的横向距离
上肢部	腋前、后纹头→肘横纹（平尺骨鹰嘴）	9	直寸	用于确定上臂部腧穴的纵向距离
	肘横纹（平尺骨鹰嘴）→腕掌（背）侧远端横纹	12	直寸	用于确定前臂部腧穴的纵向距离
下肢部	耻骨联合上缘→髌底	18	直寸	用于确定大腿部腧穴的纵向距离
	髌底→髌尖	2	直寸	
	髌尖（膝中）→内踝尖	15	直寸	用于确定小腿内侧部腧穴的纵向距离
	胫骨内侧髁下方阴陵泉→内踝尖	13	直寸	用于确定小腿内侧部腧穴的纵向距离
	股骨大转子→腘横纹（平髌尖）	19	直寸	用于确定大腿部前外侧部腧穴的纵向距离
	臀沟→腘横纹	14	直寸	用于确定大腿后部腧穴的纵向距离
	腘横纹（平髌尖）→外踝尖	16	直寸	用于确定小腿外侧部腧穴的纵向距离
	内踝尖→足底	3	直寸	用于确定足内侧部腧穴的纵向距离

3. 手指比量法

手指比量，原是指以患者本人的手指为标准度量取穴，称为"同身寸"。唐宋时期有中指同身寸、拇指同身寸和横指同身寸的应用。手指寸只是对骨度分寸的一种比拟，不能仅以此为准而不遵循骨度规定。现称为"手指比量"，就是为了避免对"同身寸"的误解。下面分中指同身寸和横指同身寸进行介绍。

中指同身寸：是以指节的直度作为标准。以患者中指屈曲时中节内侧两端纹头之间的距离为一寸，称"中指同身寸"，见图2-3-2。这种同身寸法与骨度分寸相比相对偏长，只可用于小腿部和下腹部的直量，不适合普遍应用。

横指同身寸：临床取穴有"一横指""两横指""四横指"的应用，即用横指比拟骨度分寸。一横指（大拇指）作一寸，两横指（示指和中指）作一寸半，四横指（示指至小指）作三寸。以患者拇指指间关节之宽度为一寸，称"拇指同身寸"。这表明，中指的末节、中节的长度及大拇指的横度，都可作为骨度分寸的比拟寸使用。手指比量寸只能在骨度法的基础上运用，不能以指寸测量全身各部，否则会导致长短失度。

以上说明，体表标志和骨度分寸是确定腧穴位置的基本方法，手指比量，只能说是应用上述方法时的一种配合"手法"（图2-3-2）。

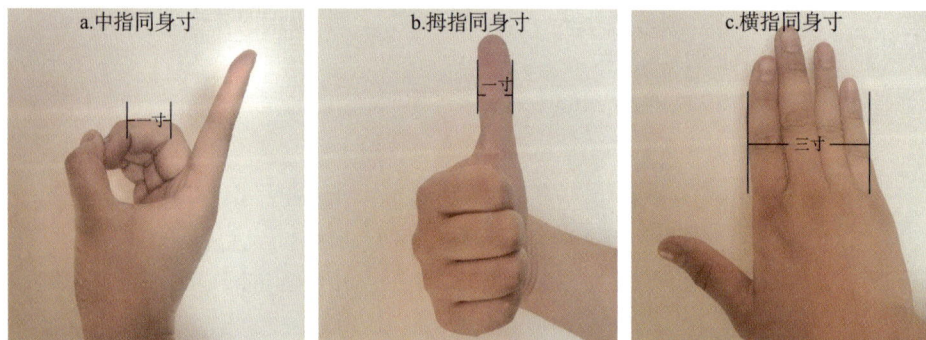

图2-3-2　手指比量法示意图

此外，临床上还有一些被称作"简便取穴"的方法，实际是"手指比量"或"活动标志"范围的扩展，涉及一些体位姿势和动作的配合。常用的简便取穴方法有：两手伸开，于虎口交叉，当示指端处取列缺；半握拳，掌心当中指端所指处取劳宫等。这些取穴方法只是作为取穴法的参考，同样要以骨度标志为准。

第三章

经络腧穴与筋膜

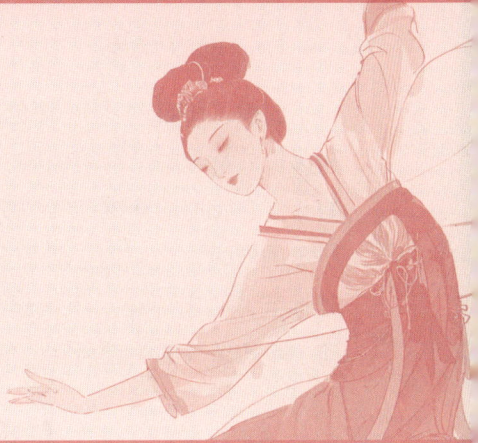

第一节　阴瑜伽相关筋膜理论

　　瑜伽体式练习中牵涉的最主要的三种身体组织是骨骼、肌肉和结缔组织。骨骼是身体中最具阴性特征的组织（不可见的、内部的、坚硬的、相对不变的、不具有弹性的），肌肉是身体中最具阳性特征的组织（可见的、外露的、柔软的、活动的、具有弹性的），结缔组织则介于两者之间。结缔组织，也称为连接组织，是机体中最普遍的一类组织。它充满整个身体，为机体提供结构并将机体构成一个整体。结缔组织主要由细胞和大量细胞间质构成，细胞间质包括纤维（如胶原纤维、弹性纤维等）和基质（如透明质酸、硫酸软骨素等）。结缔组织具有支持、连接、保护、营养等多种功能，是身体各组织和器官的重要组成部分。而筋膜作为一种特殊的结缔组织，它包裹着身体的各个部位，包括肌肉、神经、肌腱、韧带、关节和骨骼等，形成了一个弹性网络。

　　在体式练习中，阳性组织要以阳性的方式来练习，阴性组织要以阴性的方式来练习。阴瑜伽本身无法充分锻炼关节所需的力量和稳定性，而阳瑜伽无法充分地拓展关节的活动范围，因此阳性和阴性的瑜伽练习必须互相补充。阴瑜伽强调在体式中保持较长时间，以拉伸深层结缔组织，而介于骨骼与肌肉之间的结缔组织，特别是筋膜，在平衡阴阳中尤为重要。

一、筋膜概述

筋膜（fascia）是一种包裹着肌肉、骨骼、关节、脏器，为身体提供支撑和保护的特殊的结缔组织层。筋膜遍布全身，是一种连接全身的、松软而致密的、富含胶原的纤维结缔组织。这种纤维结缔组织的特性使其能够在维持身体稳定的同时，为肌肉、骨骼和关节提供必要的弹性和灵活性。筋膜坚韧刚劲，对骨节、肌肉等运动组织起到了重要的约束和保护作用，是保障人体日常运动、生活活动的关键所在。筋膜结构见图 3-1-1。

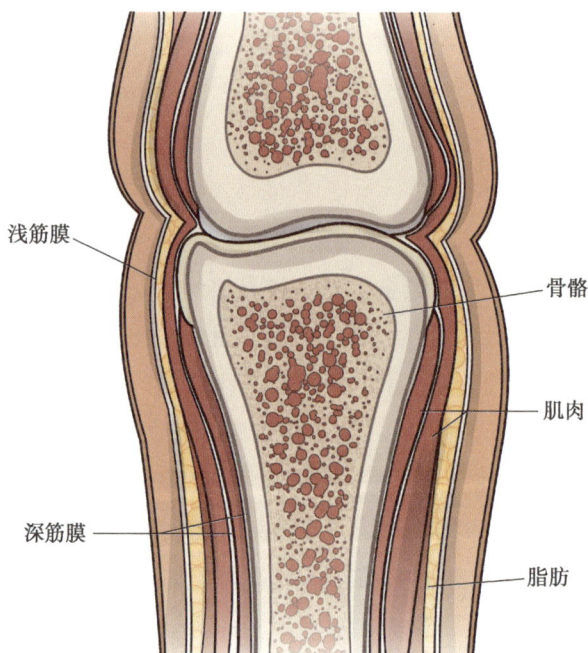

图 3-1-1　筋膜结构示意图

根据筋膜位置的深浅，筋膜通常可分为浅筋膜和深筋膜两种，每一层筋膜都在其特定的位置发挥着不可替代的作用。

浅筋膜又被称为皮下筋膜，作为人体皮肤下的一层薄膜状结构，扮演着重要的角色。它位于真皮之下，广泛覆盖在全身各部位，形成一层柔软而富有弹性的屏障。浅筋膜主要由疏松结缔组织构成，这种组织具有良好的伸展性和柔韧性，能够有效地适应身体各部位的运动和形变。浅筋膜不仅与皮肤紧密相连，还深入渗透到皮下脂肪层，为皮肤提供了额外的支撑和保护，它对皮肤的张力、形态和质感具有显著的影响，有助于维持皮肤的紧致度和弹性。通过浅筋膜的作用，皮肤能够保持平滑、细腻的外观，展现出健康的肌肤状态。此外，浅筋膜还承担着多种重要的生理功能。它内部穿行着浅动脉、皮下静脉、毛细血管和淋巴管，这些血管和淋巴管负责血液的输送和淋巴液的循环，为皮肤提供充足的营养和氧气。同时，浅筋膜中还分布着丰富的神经末梢，它们负责传递触觉、温度等感觉信息，使我们能够感知外界的刺激。浅筋膜还能够储存多余的水分和代谢物，维持体内环境的稳定。此外，它还能够储存体内激素、神经递质的分解产物和其他化学物质，这些物质在机体的新陈代谢和营养供给中发挥着关键作用。总之，浅筋膜作为人体皮肤下的一层重要结构，不仅具有支撑和保护皮肤的作用，还承担着多种生理功能。它对于维持皮肤的健康、形态和质感至关重要，是我们身体不可或缺的一部分。

深筋膜，又称固有筋膜，由致密结缔组织构成，位于浅筋膜深面，是肌肉、骨骼和内脏之间的重要连接结构。它不同于浅筋膜，其组织结构更为致密，起着支撑、保护和分隔深层组织的关键作用。深筋膜通常呈现为强韧的纤维层，具有出色的抗拉强度和稳定性，能够确保身体各部位在运动和静止状态下的稳定性。它像一张细密的网，将深层组织紧密地编织在一起，形成坚固的结构框架，使得肌肉、骨骼和内脏能够协同工作，实现各种复杂的功能。此外，深筋膜还承担着保护深层组织的重要职责，它能够有效隔离不同组织区域，防止炎症、感染等病理因素在不同组织之间的扩散。同时，深筋膜还能够缓冲外部冲击和震动，减少对深层组织的损伤，保护它们免受外界伤害。深筋膜还参与维持身体的姿势和平衡。它通过与肌肉和骨骼的紧密连接，为身体提供支撑和稳定，帮助人体在站立、行走、跑步等动作中保持平衡和稳定。总之，深筋膜是身体内部的重要结构之一，它不仅具有支撑和保护深层组织的作用，还参与维持身体的姿势和平衡。它的强大功能和重要作用，为人体功能活动的正常运作提供了坚实的保障。

肌筋膜是一种特殊的深筋膜，紧密覆盖于肌肉组织表面，与肌肉紧密相连，形成一层结缔组织薄膜。它深入肌肉内部，将肌纤维包裹在一起，构建出肌肉的整体结构。同时，肌筋膜还连接着肌肉、骨骼和其他组织，确保它们能够相互关联并协同工作。在连接部位，筋膜的纤维会扭曲并相互盘绕，增加连接表面的面积，使连接更为牢固，提高了预防撕裂的能力。健康的肌筋膜不仅具备支撑和保护肌肉的作用，还能传导肌肉产生的力量。它分隔了不同的肌群或肌群中的各间肌，确保它们能够单独进行活动，并有助于约束肌肉的活动，防止肌肉间的摩擦。此外，在腕部和踝部，肌筋膜会增厚形成支撑带，对经过其深部的肌腱提供支持和约束，甚至能够改变肌力的牵引方向以调节肌力。

筋膜层缺乏脂肪，形成神经和血管鞘，包裹组织器官，是一层独立的疏松纤维组织。这种结构使得筋膜在保护内部组织的同时，也为神经和血管提供了稳定的通道，确保它们能够顺利地为身体各部位提供营养和传递信息。筋膜都是连续的，就好像一件编织毛衣，拉动毛衣上任何地方的一根线，都会引起离此较远部位的变形。这就解释了为什么骨骼的变形和歪斜是由筋膜的炎性挛缩、粘连及变形等引起的。也由于筋膜在整个身体内是连续的，一些内部器官的不良症状同样可以通过对相关筋膜的调理和治疗得到缓解和改善。

在中医学理论中，筋膜被视为肌肉的坚韧部分，它附于骨节，包于肌腱外。筋膜的强健与人的体力、运动能力以及身体的健康状况密切相关。因此，通过中医推拿等方法，可以调整筋膜的状态，从而达到治疗疾病、恢复健康的目的。

总的来说，筋膜是人体中一个非常重要的组织，它以其独特的结构和功能，为人体提供了强大的支持与保护。

二、阴瑜伽实践中的筋膜理论应用

筋膜作为人体内的弹性网络，在维持身体结构和功能中发挥着重要作用。它在机体中扮演着三重重要角色。一是通信者：筋膜能够进行即时和同步通信，将基本信息（如冷热、困累等）传递给体内的所有细胞。二是传输者：筋膜传输力量，能感知身体运动的能力、位置和姿态，还与深层意识能力相关。三是重塑者：筋膜能够根据局部张力的需求调整其纤维排列和密度，具有自我修复和重塑的能力。阴瑜伽通过特定的体式和练习方式有效刺激筋膜，促进结缔组织的健康，增强身体柔韧性，改善整体健康状况，使筋膜的三重角色在机体中得到更好的发挥。

1. 体式选择与保持

阴瑜伽的体式选择与保持方式，能充分刺激深层结缔组织，特别是筋膜。阴瑜伽通常选择能够拉伸深层结缔组织的体式，如蝴蝶式、龙式系列等。在体式中保持较长时间（通常3分钟以上），以充分刺激筋膜。首先，在练习中进行长时间的拉伸和压迫，这种刺激有助于促进透明质酸、胶原蛋白等物质的产生，为身体补充水分和滑液，增强结缔组织的弹性和韧性。其次，阴瑜伽体式通过挤压、拉伸和扭曲筋膜，有助于清除累积的毒素，对身体进行净化，这种净化作用有助于改善身体的整体健康状况。再次，阴瑜伽能够激活和增强副交感神经的功能，促进身体的休息和恢复。副交感神经系统滋养身体，能增强免疫、循环和消化功能，有助于身体应对日常生活中的压力和挑战。另外，阴瑜伽强调缓慢、长时间的拉伸，能增加身体的柔韧性。随着年龄的增长，身体逐渐变得僵硬，阴瑜伽通过拉伸筋膜，有助于疏通经络，延缓衰老，对抗身体老化过程。

2. 呼吸与放松

阴瑜伽作为一种强调深度放松与持久伸展的瑜伽流派，不仅精心挑选并维持特定的体式，以唤醒身体潜在的能量与灵活性，更将呼吸的调控视为滋养筋膜、促进身心和谐的关键。在这一练习中，呼吸不仅是一种维持生命的基本功能，还成为一种精细的工具，用于深化体式的效果，并引导内在能量的流动。

练习者通过鼻腔缓缓吸气，这一动作本身就蕴含着对当下的全然专注与接纳。气息如同一条温柔的溪流，顺畅无阻地穿越喉咙，轻轻拂过胸腔的每一个角落，继而深入膈肌，带动其平稳而有力地下降，直至感受到骨盆区域的微微扩张。这一连串的呼吸运动，不仅促进了肺部最大限度地吸纳氧气，还激活了从头到脚的每一个细胞，为身体注入了鲜活的生命力。

呼气时，练习者有意识地引导气息缓慢释放，仿佛是在温柔地告诉身体的每一个部位：是时候放松了。从头顶的百会穴开始，直至脚尖的细微末梢，每一个细胞都随着呼气的节奏逐渐释放累积的紧张与疲惫，达到一种前所未有的松弛状态。这种由内而外的放松，不仅有助于缓解肌肉紧张，更对筋膜这一包裹肌肉、骨骼及内脏器官的结缔组织产生了深远的影响。

通过持续实践这种深长而均匀的呼吸方式，气血在体内的流通得到了极大的促进，不仅提升了血液循环的效率，还为筋膜提供了充足的氧气与营养物质，促进了其健康与弹性。同时，呼吸过程中的自然排毒机制被激活，帮助身体有效排除代谢物与积累的毒素，为筋膜乃至整个身体创造了一个更加清洁、健康的内环境。

因此，阴瑜伽中的呼吸练习，不仅以其独特的放松方式加深了体式的效果，还在无形中滋养了筋膜，促进了身心的全面平衡与和谐，使练习者在每一次呼吸间都能感受到生命的活力与自然的韵律。

第二节 中医经络与筋膜

一、中医经络与筋膜高度相似

经络是气血运行的通道，是脏腑与体表及全身各部的联系通路。经络学阐述人体经络的循行分布、生理功能、病理变化及其与脏腑的相互关系，是中医基础理论的重要组成部分。

20世纪70年代后，我国多次将经络学说纳入国家攻关项目，但经络实质依然成谜。承淡安先生从多个方面肯定经络的客观存在性，总结为以下几个主要方面。第一，经络理论早在《黄帝内经》《难经》中就有系统记载，作为中医基础理论，不可能是凭空而来；第二，针灸的疗效受到国际认可，而经络理论是针灸治疗的基础；第三，经络现象的存在亦向我们证明经络的存在。但中医经络的物质基础究竟是什么？这是国内外科学家一直在思考与研究的问题，近年来中医经络与筋膜、结缔组织的密切联系逐渐被人们所揭示。

在经络实质研究中，从神经生理特性角度的研究占主导地位，神经系统能够解释循经感传、针刺麻醉等现象，有学者认为穴位分布趋向于神经末梢，神经递质参与了经络系统的运行过程。从生物化学特性来看，经络与某些离子、神经递质等密切相关，经穴注入乙酰胆碱，可以出现循经红线，使经络线上细胞缝隙连接丰富。从生物物理特性角度，有学者展开对经络和腧穴的电、声、光、磁、热及同位素特性的研究，发现循经低电阻、红外辐射等现象。从整体间隙特性角度的研究重视间充质和结缔组织与经络的关系，王欣欣等通过文献分析发现，经脉走向分布的物质几乎全都是致密的结缔组织，其基本成分就是胶原纤维。周慧等在从筋膜理论探讨针灸的作用机制的研究中表示，筋膜系统可能是对经络实质研究的突破口，比如部分筋膜的分布与十二经筋相似，肌筋膜链理论与经络系统理论具有相似性，腧穴与筋膜聚集处有关等，无不说明筋膜系统与经络系统关系密切，甚至具有潜在的对应关系。同时，对神经、免疫及内分泌的研究也发现了筋膜与经络的相关性。

目前对经络的研究主要围绕筋膜纤维网络支架结构和以神经、血管、内分泌为主的神经-内分泌-免疫系统展开，这三个系统之间相互依存，相互影响。神经系统可以解释诸多经络现象；血管系统符合经络运行血气、相互贯通、如环无端、内属脏腑、外络肢节的特性；微循环系统遍布全身，直接参与组织、细胞物质的交换，与经络行气血、营阴阳、濡筋骨、利关节的功能一致；免疫系统的趋病性与循经感传的趋病性一致。综合来看，我们认为经络是一种联系系统，一种多系统多功能相整合的立体结构，兼具实体性与功能性。传统中医学理论中的经络系统无论从形态还是功能上都非常近似于筋膜学理论中的筋膜系统。

在解剖学上，筋膜是一种包裹着全身肌肉、骨骼、关节的结缔组织层，内含毛细血管、淋巴管和各种神经感受器，以及未分化干细胞，还可深入器官内部形成器官间隔，也为机体内诸多系统提供了支架结构。经络内属于脏腑，外络于肢节，沟通内外，网络全身。有研究认为经络系统包括筋膜、神经、血管等组织。研究者发现机体大部分筋膜结缔组织的分布及功能结构与经络循行路线相似，且腧穴多位于结缔组织丰富的部位，同时筋膜处含有丰富的神经、血管、淋巴结等组织，这些组织对人体自身内环境有着重要的稳定和调控作用，故认为筋膜纤维网络支架可能是经络的解剖学基础。卜婉萍等通过比较肌筋膜链与十二经脉阳经及阳经上的腧穴在机体的分布、运动轨迹、功能主治及病理变化，认为两者具有高度相似性。白震民等认为经穴与激痛点是分别基于"经络理论"与"肌筋膜理论"指导中西方针灸临床研究的背景下提出的概念，他认为"肌筋膜理论"或是"经络理论"的一个分支，为"经络理论"的传统医学现代化发展提供扎实的理论依据。筋膜结缔组织为中医经络理论提供了物质基础，经络效应的产生亦离不开各系统、各物质的参与，各系统、物质功能的发挥也离不开筋膜结缔组织的支撑。

二、中医经络视角中的筋膜锻炼效果

筋膜系统的基本功能是维持生物的生命周期，并通过细胞信号传导、分子扩散、神经反射调节、神经内分泌调节、自身免疫调节和细胞组织修复等环节维持机体内环境的稳定，保障及维持各组织细胞的新陈代谢和提供所必需的营养成分，而经络抗御病邪、调整虚实、运行气血、协调阴阳的功能与之不谋而合。

筋膜纤维网络支架一方面将接收到的各种外界刺激转化为信号，通过神经-内分泌-免疫系统向机体内部传递；另一方面，将体内的病理信号具体化反馈到外界，比如腧穴的敏化现象。同时经络腧穴所处部位大多分布多种神经干支及神经分支，其血管及淋巴管丰富，血流量、血流速度、各种细胞因子及微物质的含量、生理病理变化等均明显高于非腧穴处，故有研究者认为由神经、血管、细胞因子及微物质等构成的神经-内分泌-免疫系统为经络的功能学基础。

筋膜在身体的位置不是固定的，它可以在组织间滑动。长期姿势不良或持续保持同一种姿势使相当数量的现代人处于亚健康状态。在不良的体态下筋膜将发生微小的形变和位移，局部筋膜出现致密化，组织代谢减慢，进而影响器官状态和全身新陈代谢。筋膜本身具有弹性，在受到牵拉的情况下，它可以恢复到初始的位置。筋膜主要由网状细胞、成纤维细胞及巨噬细胞等组成。成纤维细胞是构成筋膜结缔组织的主要细胞，参与机体的损伤及修复过程，并合成多种细胞因子，调控相关基因的转录水平。有研究表明，成纤维细胞可通过整合蛋白来调整自己，以嵌入由它们自身产生的筋膜网内。而网状细胞具有强大的分化潜能，在细胞因子的诱导下能分化成不同的专能细胞，补充各功能系统的生长、发育及更新和修复。筋膜通过这些微观层面的细胞活动实现宏观层面的功能调整。

阴瑜伽通过特定的体位和练习方式，能最大限度地展开关节的活动范围，给予筋膜直接拉伸刺激，能使无序的肌纤维排列整齐，降低肌肉张力，松解粘连组织。通过阴瑜伽体式的锻炼，筋膜接受力学刺激，能够使筋膜回到初始的位置，恢复健康的形态，加速损伤的康复。阴瑜伽体式的锻炼直接作用于筋膜结缔组织，改变局部微环境，将外界刺激转为生物信号，并将此信号放大，激活机体神经-内分泌-免疫网络调控系统，不仅可以改变局部组织形态，还能增强细胞活性，调节胶原纤维蛋白的表达。从经络的角度看，即是通经活络，恢复经络运行血气的基本功能，使经络之气在人体内正常周流输注，养阴和营，濡养全身脏腑系统。

第三节　人体筋膜链

人体共有 12 条筋膜链，它们构成了以下 7 条"线路"。这些筋膜链在人体中扮演着重要的角色，它们相互连接、协同工作，维持着身体的稳定和运动。我们发现，筋膜链的走行与中医经络也存在着惊人的相似之处，通过了解这些筋膜链和对应经络的结构和功能，我们可以更好地理解人体的运动机制，为运动康复、按摩、腧穴及阴瑜伽体式研发等提供科学的指导。

一、后表线

后表线（the superficial back line，SBL）连接整个身体的后表面，从头顶延续到脚底，可分为脚趾到膝、膝到头顶两部分。当站立且膝关节伸直时，后表线的作用如同贯穿整个肌筋膜的一条连续路线。后表线与足太阳膀胱经示意图见图 3-3-1。

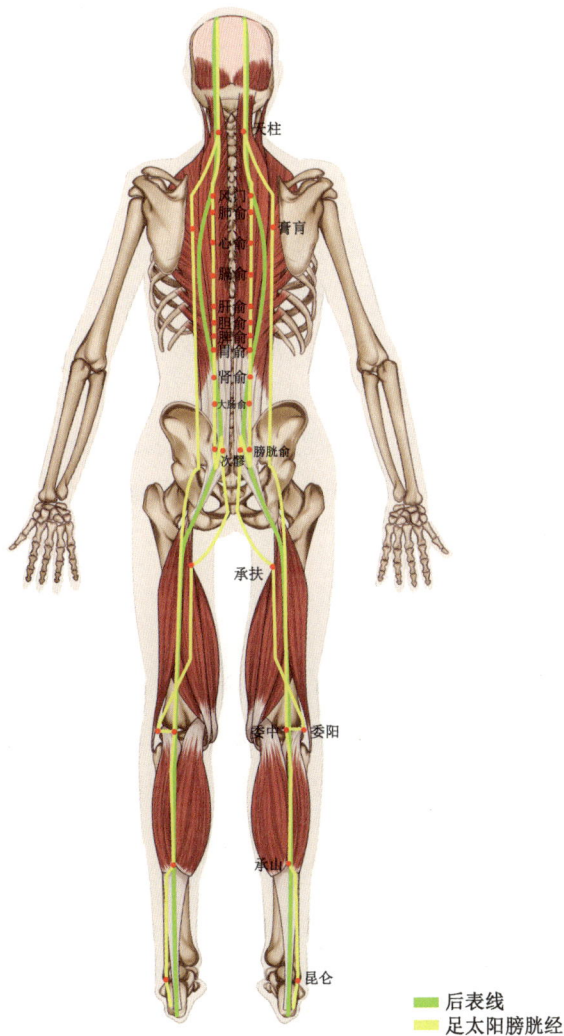

图 3-3-1　后表线与足太阳膀胱经示意图

后表线具有姿势性功能和运动功能。后表线的整体姿势功能是在完全直立的状态下支撑身体，以避免躯干前倾。膝关节是例外情况，后表线的肌肉收缩使膝关节屈曲。站立时，后表线的互锁肌腱能协同十字韧带维持胫骨和股骨间的姿势。除了膝关节，后表线的所有运动功能是产生伸直与过伸动作。

后表线是矢状面上一条传递姿势与动作的主要路线，能限制躯干前屈或防止过多后伸动作。后表线分布于左右两侧，若两侧后表线间不平衡，便可观察出此路线中两侧受限形态并进行矫正。

与后表线相关的常见姿势异常包括：踝关节背屈受限、膝关节过伸、腘绳肌缩短、骨盆前移、胸椎前屈下伸肌紧张、枕骨下受限导致上段颈椎过伸、枕骨在寰椎上前移或旋转、眼睛-脊椎运动不连续等。

与经络的关系：督脉起于少腹胞中，下出会阴，行于后背正中，上至风府，入属于脑，上颠顶，循额，至鼻柱，经素髎、水沟，至兑端，入龈交。足太阳膀胱经，起于内眼角，上过额部，交会于头顶。其主干，从头顶入内络于脑，回出从项部下行，沿肩胛内侧，夹脊旁，到达腰中，从脊旁肌肉进入，络于肾，属于膀胱。其支脉，从腰中下夹脊旁，穿过臀部，进入腘窝中。其另一支脉，从肩胛左右分别下行，穿入脊旁肌肉，夹脊旁，经过髋关节部，沿大腿外侧后缘下合于腘窝中。由此向下穿过腓肠肌，出外踝后方，沿第5跖骨粗隆部，到小趾外侧。督脉为"阳脉之海"，总督一身之阳经，膀胱经主表，后表线与督脉和足太阳膀胱经的循行相似，通过后表线锻炼，可以起到统率和升提全身阳气、提高御外能力的效果。

二、前表线

前表线（the superficial front line，SFL）连接人体的整个前表面，下起自足背，上至头颅的两侧，可分为脚趾到骨盆和骨盆到头颅两部分。在髋关节处于伸直位时，这两部分可视为一个连续的筋膜结构协同作用。前表线与足阳明胃经示意图见图3-3-2。

前表线同样具有姿势性功能和运动功能。前表线整体的姿势性功能为平衡后表线，并从上方提供张力支持以提起身体中重心往前倾斜的部分——耻骨、肋骨与脸部。前表线的肌筋膜也能使膝关节伸直，而前表线的运动功能为引发躯干与髋屈曲、伸膝，以及踝关节背屈。

起自脚趾上方的肌腱形成了前表线的起点，由足部往上走，前表线中途又加入两条额外的肌腱，外侧为起源于第 5 跖骨的第 3 腓骨肌肌腱；在内侧则是起源于足内侧第 1 跖骨的胫前肌肌腱。因此，前表线包括了足背上的短伸肌与来自小腿的长肌腱。

　　前表线与后表线促成了人体在矢状面上的运动，当前表线功能异常，便会导致身体前屈或后伸受限。与前表线相关的常见姿势异常包括：踝关节跖屈受限、膝过伸、骨盆前倾、前肋活动与呼吸受限，以及头前倾。

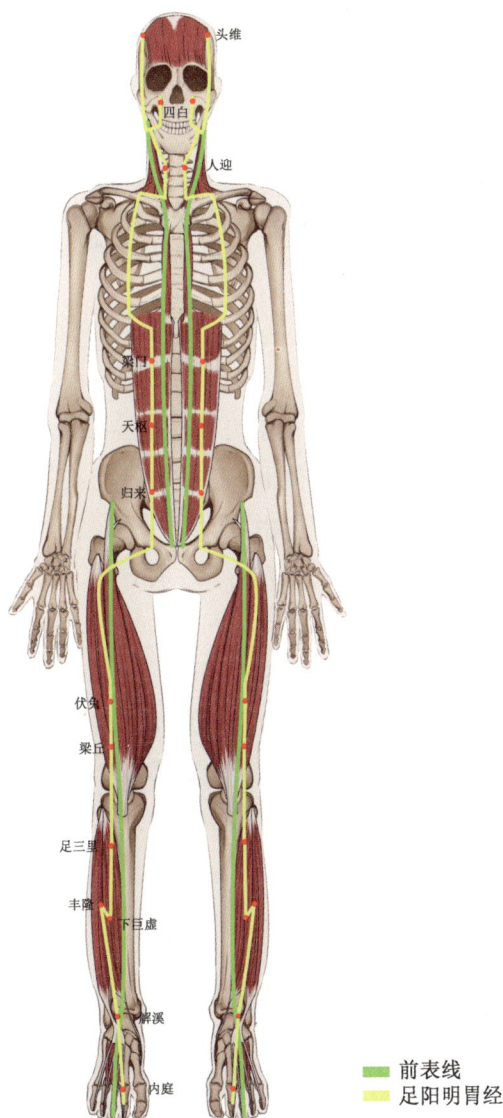

图 3-3-2　前表线与足阳明胃经示意图

与经络的关系：任脉起于胞中，出于会阴，上循毛际，循腹里，至咽喉，上下颌循面入目。足阳明胃经起于鼻，交鼻根部，与旁边足太阳经交会，向下沿鼻外侧，进入上齿中，回出来夹口旁，环绕口唇，向下交承浆穴；退回来沿下颌出面动脉部，再沿下颌角，上耳前，经颧弓上，沿发际，至前额。其支脉，从大迎前向下，经颈动脉部，沿着喉咙进入缺盆，向下通过横膈，属于胃，络于脾。其主干，从缺盆向下，经乳内缘，向下夹脐旁，进入气街。其支脉，从胃口（幽门）向下，沿腹里，至气街与前外行主干会合。由此下行，经髀关穴，到伏兔穴，下入膝髌中，沿胫骨前外缘下至足背，进入中趾内侧。其支脉，从膝下三寸处分出，向下进入中趾外侧。其支脉，从足背部分出，进入大趾次趾间，出大趾末端。任脉为"阴脉之海"，主妊养胞胎，胃经与脾胃密切相关，脾胃为人体后天之本，前表线与任脉和足阳明胃经的循行路线相似，通过前表线锻炼，可以起到统任一身阴经气血、促进消化吸收、增强体质的效果。

三、体侧线

体侧线（the lateral line，LL）位于身体两侧，起自足内侧与外侧的中点，从踝外侧上行，经小腿和大腿的外侧面，以"鞋带交叉"方式上至躯干，再由肩关节下方上行至头的耳部区域。体侧线与足少阳胆经示意图见图3-3-3。

体侧线的姿势性功能为平衡前后方向和左右方向，也调控其他表层线——前表线、后表线、所有的上肢线和旋转线间的力量，以协调的方式固定躯干和下肢。体侧线的动作功能为参与产生躯干侧弯、髋关节外展，以及足外翻。

两条体侧线肌筋膜之间以及其与中线间有足够的距离，相较于前表线（SFL）或后表线（SBL），可在骨上往两线旁交汇处产生更多由左到右的杠杆力。体侧线通常在调控左右两侧失衡上扮演着十分重要的角色，因而在治疗中必须对其进行评估和提早干预。

与体侧线有关的姿势性异常包括：踝关节背屈受限、膝关节内翻或外翻、内收受限/慢性外展肌挛缩、腰椎侧弯或腰椎压迫（双侧体侧线挛缩）、头过度前倾导致的肩部受限。

与经络的关系：足少阳胆经从外眼角开始，上行到额角，下耳后，沿颈侧部，至肩上，交出手少阳三焦经之后，进入缺盆。其支脉，从外眼角分出，下向大迎，会合手少阳三焦经至眼下；下经颊车部下行颈部，会合于缺盆。由此下向胸中，通过膈肌，络于肝，属于胆，沿胁里，出于气街（腹股沟动脉处），绕阴毛边缘，横向进入髋关节部。其主干，从缺盆下至腋部，沿侧胸，过季胁，向下会合于髋关节部。由此向下，沿大腿外侧，出膝外侧，下向腓骨小头前，直下至腓骨下段，下出外踝之前，沿足背进入第4、5趾之间。胆经为人体气机升降出入之枢纽，能够调节各脏腑功能，体侧线与足少阳胆经的循行相似，通过体侧线锻炼，可以起到促进全身气机运行、通调全身脏腑、调畅情志的效果。

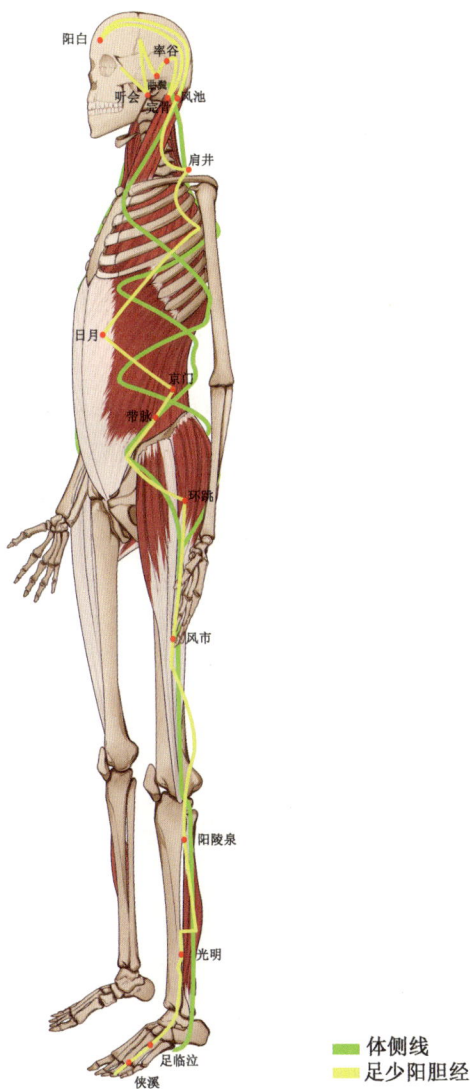

图 3-3-3 体侧线与足少阳胆经示意图

四、螺旋线

螺旋线（the spiral line，SPL）以双股螺旋围绕身体，穿越上背部，将颅骨的每一边连接到对侧肩膀，接着环绕肋骨跨越肚脐前侧面到同侧髋部。从髋部开始，螺旋线以"跳绳"的方式沿着大腿和小腿前外侧穿越到内侧足弓，再跨过足底向上回转到下肢后外侧到坐骨并进入竖脊肌筋膜，最终与颅骨筋膜重合。螺旋线与带脉示意图（正面观）见图 3-3-4，螺旋线与带脉示意图（背面观）见图 3-3-5。

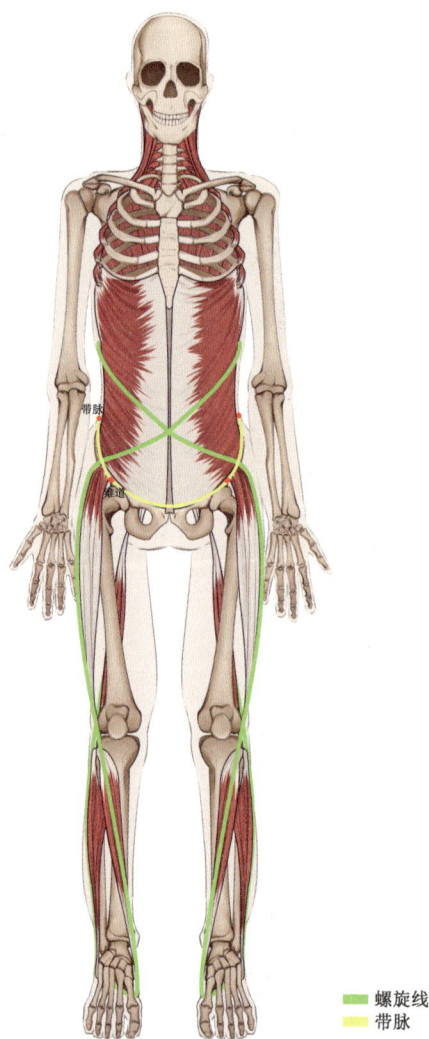

■ 螺旋线
■ 带脉

图 3-3-4　螺旋线与带脉示意图（正面观）

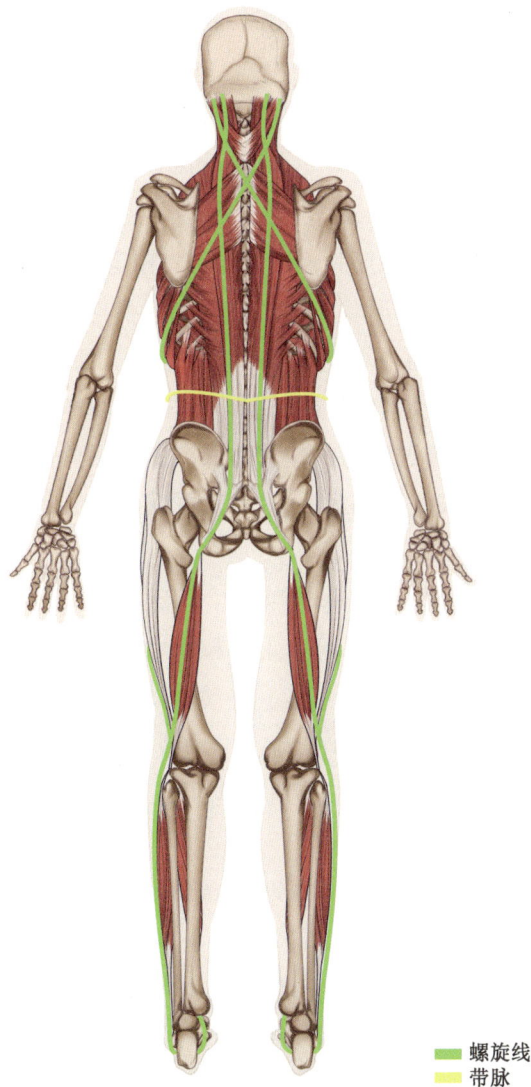

■ 螺旋线
■ 带脉

图 3-3-5　螺旋线与带脉示意图（背面观）

　　螺旋线的姿势性功能是以双螺旋方式环绕身体，以帮助维持身体在各个面的平衡。SPL 连接足弓与骨盆，并且有助于判断行走时膝关节运动轨迹的准确性。在不平衡的状态下，SPL 参与人体产生和维持身体扭转、侧向位移等过程。SPL 的动作功能是产生并调节身体的扭转，以及维持躯干和下肢的稳定。

　　一般与 SPL 有关的姿势异常模式，包括膝关节旋转、骨盆旋转、单侧肩关节上提或"翼状肩"，以及头部倾斜、位移或旋转。

　　与经络的关系：带脉起于季胁，回身一周，功能为约束纵行诸经脉，健运腰腹和下肢。螺旋线与带脉循行路线相似，通过螺旋线锻炼，可以起到协调和柔顺筋脉、固摄下元的效果。

五、手臂线

手臂线（the arm lines，ALs）包括从中轴骨到上臂，分布到手部的大拇指、小指掌面与手背的四条肌筋膜经线。与更具稳定性的下肢相比，人体的肩膀和上肢因能进行更灵活的运动而更加特殊，这些自由的活动需要更多样化的控制和稳定的路线，因而也需要更多的线路连结，因此手臂线呈现更多的肌筋膜交叉路线。手臂线会沿着上臂后侧非常符合逻辑地依深浅顺序排列。上臂中的路线会依据它们跨过肩膀的位置被命名，包括臂前表线（DEAL）、臂前深线（SFAL）、臂后表线（DBAL）和臂后深线（SBAL），具体见图 3-3-6、图 3-3-7、图 3-3-8 和图 3-3-9）。

手臂线与我们日常开车和操作电脑等生活活动有诸多联系，具有一定的姿势性功能：手臂线在放松时，可由上臂拉动中轴骨；而当上臂在工作或运动时，手臂线则变得紧张以支撑身体。在动作功能方面，手臂线跨越许多关节，能使物体靠近或远离人体，拉动、推动或稳定身体，或抓住环境中的某一物体。手臂线会无间隙地连接到其他线路，特别是体侧线、螺旋线和功能线。

一般与手臂线有关的姿势性异常模式会导致所有类型的肩、手臂和手的问题，通常涉及肩部前伸、后缩、上提或圆肩等。

与经络的关系：手厥阴心包经从胸中开始，浅出属于心包，下过膈肌，历络于上、中、下三焦。其支脉，沿胸出胁部，当腋下三寸处向上到达腋下，沿上臂内侧，行于手太阴、手少阴经之间，进入肘中，沿前臂下行桡侧腕屈肌腱与掌长肌腱之间，进入掌中，沿着中指出其末端。其支脉，从掌中分出，沿无名指出其末端。手少阴心经起于心中，从心出来属于心系，向下通过膈肌，络于小肠。其支脉，从心系上夹食管上行，系目系。其主干，再从心系，上行至肺，横行出于腋下，沿上臂内侧后缘，行于手太阴、手厥阴经之后，下过肘内，沿前臂内侧后缘，到掌后豌豆骨部，进入掌内后缘，沿小指的桡侧出其末端。臂前表线与心包经、心经循行路线相似，通过臂前表线锻炼，可以起到宁心安神、清热除烦、理血行气止痛的效果。

手太阴肺经，起始于中焦，向下联络大肠，回过来沿贲门穿过膈肌，属于肺脏。从肺系（气管、喉咙）横出腋下，下循上臂内侧，下过肘中，沿前臂内侧桡骨下缘，进入寸口（桡动脉搏动处），上行至大鱼际部，沿其边际，出大指的末端。臂前深线与肺经循行路线相似，通过臂前深线锻炼，可以起到止咳平喘、通络止痛的效果。

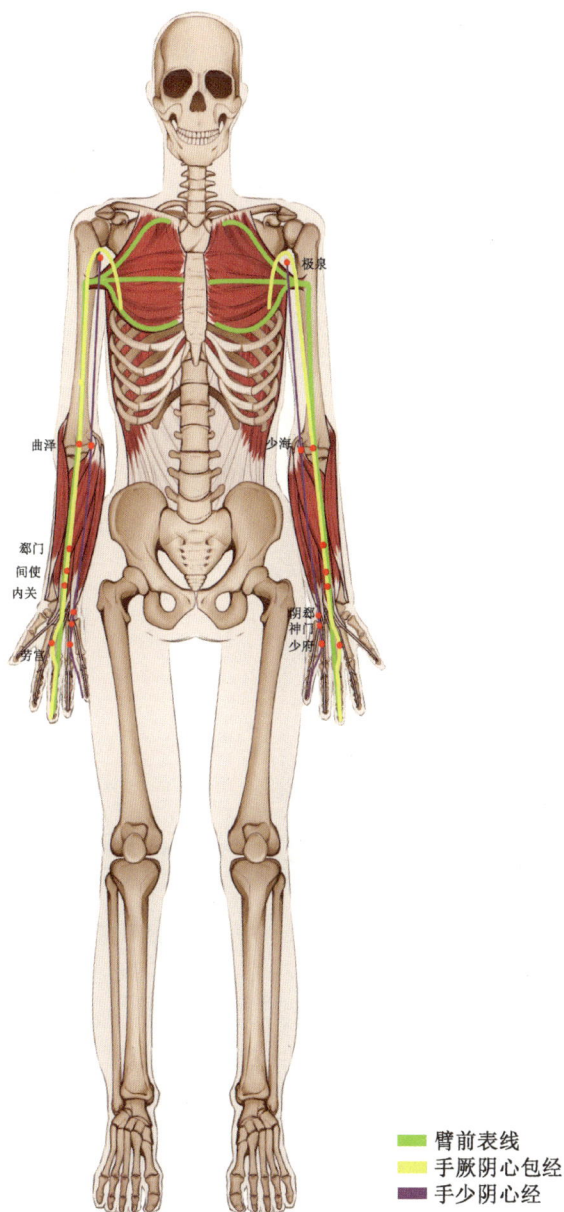

臂前表线
手厥阴心包经
手少阴心经

图 3-3-6　臂前表线与手厥阴心包经、手少阴心经示意图

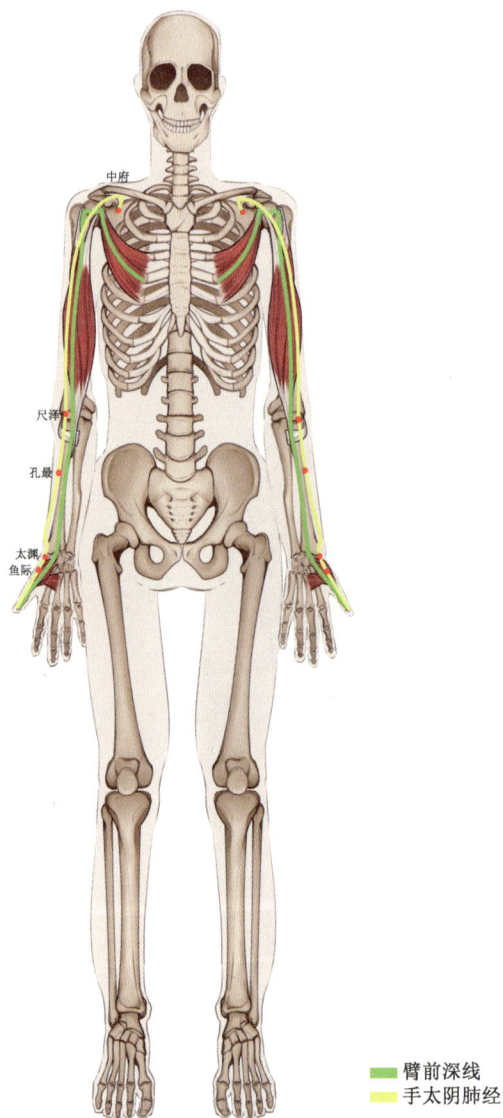

图 3-3-7 臂前深线与手太阴肺经示意图

手阳明大肠经，从示指末端起始，沿示指桡侧缘，出第一、二掌骨间，进入两筋（指拇长伸肌腱与拇短伸肌腱）之间，沿前臂桡侧，进入肘外侧，经上臂外侧前边，上肩，出肩峰部前边，向上交会颈部（会大椎），下入缺盆部（锁骨上窝），络于肺，通过横膈，属于大肠。其支脉，从缺盆部上行颈旁，通过面颊，进入下齿，出来夹口旁，交会人中，左侧的走到右侧，右侧的走到左侧，上夹鼻孔旁。手少阳三焦经，起始于无名指末端，上行小指与无名指之间，沿着手背至腕部，出于前臂伸侧尺骨、桡骨之间，向上穿过肘尖，沿上臂外侧，向上通过肩部，交出足少阳经的后面，进入缺盆，分布于膻中，散络心包，通过膈肌，遍属于上、中、下三焦。其支脉，从膻中向上出缺盆，上行项部，系耳后，直上出耳上方，弯下行于面颊，至目下。其支脉，从耳后进入耳中，出走耳前，经过上关前，交面颊，至外眼角。臂后表线与大肠经、三焦经循行路线相似，通过臂后表线锻炼，可以起到泻火消肿、通经活络、调节水道的作用。

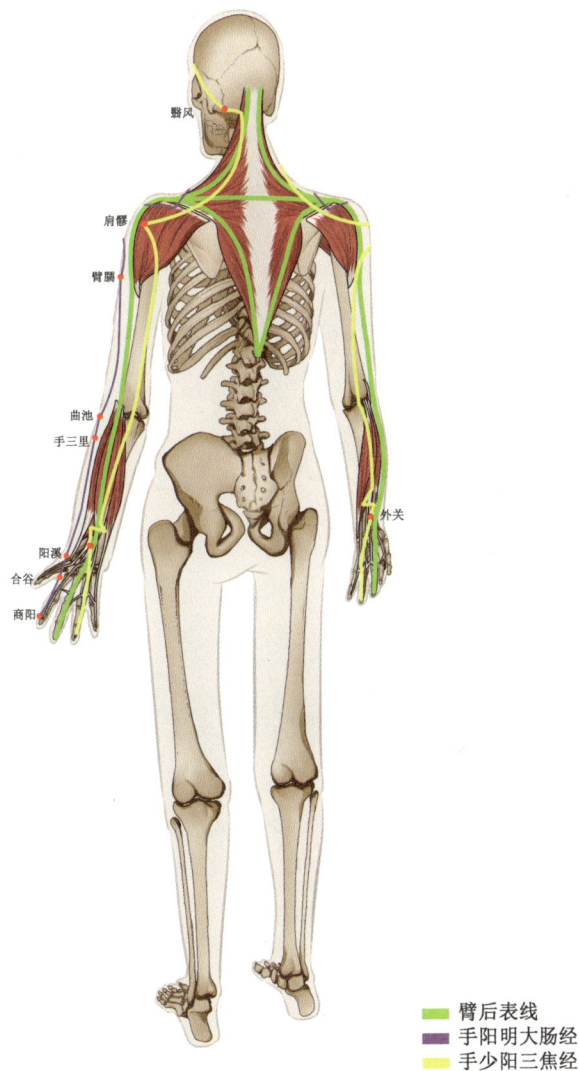

图 3-3-8　臂后表线与手阳明大肠经、手少阳三焦经示意图

手太阳小肠经起于小指末端，沿手尺侧上达腕部，出于尺骨小头部，直上沿尺骨下缘，出于肘内侧尺骨鹰嘴与肱骨内上髁之间，上沿臂外后侧，出肩关节，绕肩胛骨，交于肩上，进入缺盆，络于心，沿食管穿过膈肌，到胃部，属于小肠。臂后深线与小肠经循行路线相似，通过臂后深线锻炼，可以起到舒筋活络、散结止痛的效果。

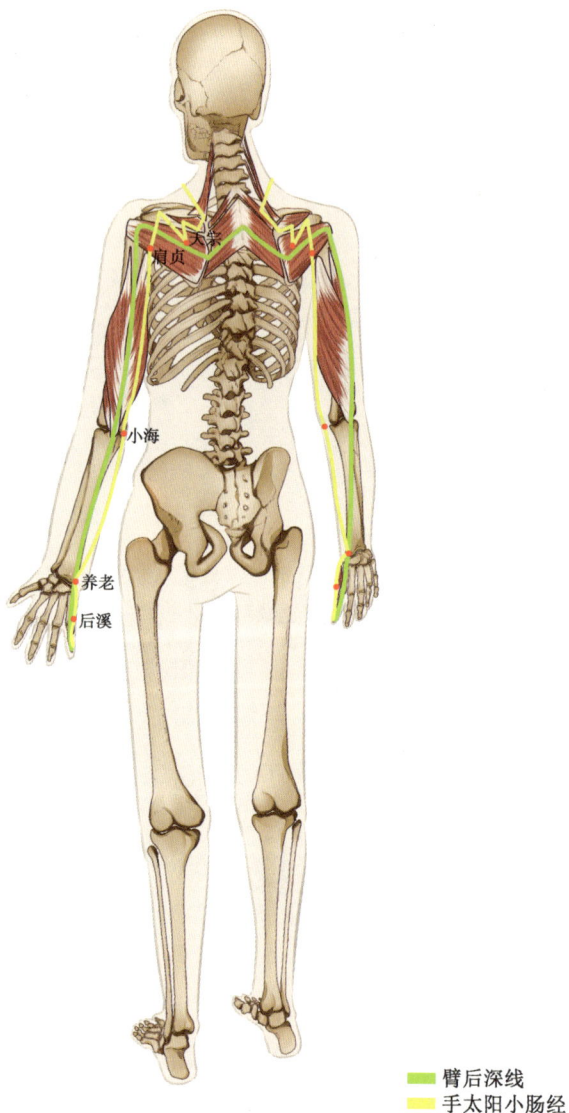

图 3-3-9　臂后深线与手太阳小肠经示意图

六、功能线

功能线（the functional lines，FLs）延伸手臂线，跨过躯干的表面延伸到对侧骨盆和下肢（或从下肢向上到骨盆，并跨越对侧肋骨、肩和手臂）。主要在肢体对侧互助、力量稳定与平衡的状况下执行功能，具体见图 3-3-10、图 3-3-11 和图 3-3-12。

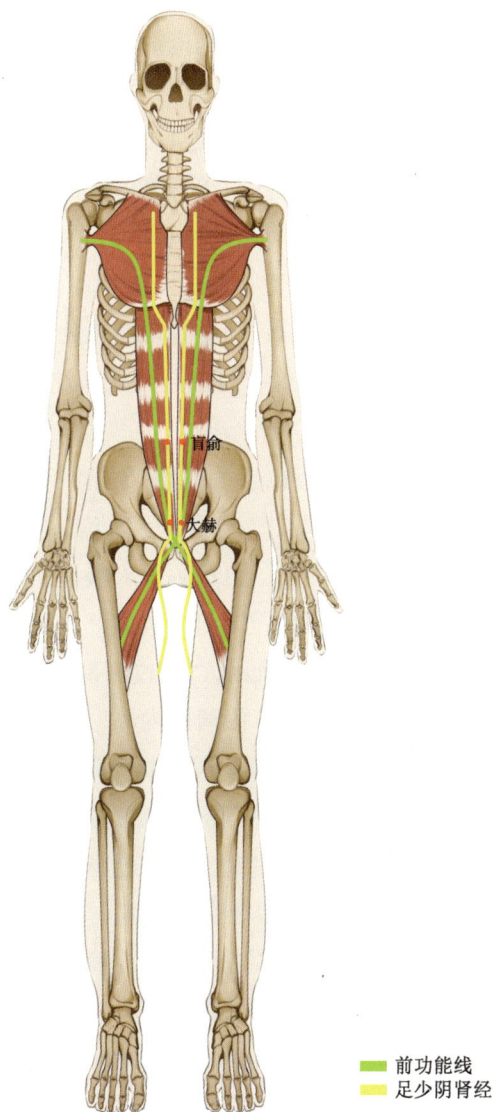

■ 前功能线
■ 足少阴肾经

图 3-3-10　前功能线与足少阴肾经示意图

功能线具有很强的姿势稳定功能，在许多需要稳定肩带到躯干的姿势中，功能线向下传递力或提供向上的稳定力来固定上肢的支撑基础。有一种常见的与功能性相关的姿势性代偿模式，与通常习惯用某一侧手或是运动偏好等特定且经常重复的活动有关，因而使得一侧肩关节更容易向前内侧移动。

功能线在身体上呈现旋转状态，并且总是以螺旋模式运行。可视为螺旋线的辅助加强或手臂线的延伸。功能线跨越身体并连接对侧肢体来增加力矩，使得人体在运动中获得更大的动作力量和准确度。

与经络的关系：任脉起于胞中，出于会阴，上循毛际，循腹里，至咽喉，上颐循面入目。足少阴肾经，起于足小趾之下，斜过足心，出于舟骨粗隆下，沿内踝之后，进入足跟中，上向小腿内，出腘窝内侧，上大腿内侧后缘，穿过脊柱，属于肾，络于膀胱。其主干，从肾上穿肝、膈，进入肺中，沿着喉咙，夹舌根旁。其支脉，从肺出来，络于心，注于胸中。任脉主干行于腹，腹为阴；诸阴经均直接或间接交会于任脉，与生育功能有关。前功能线与任脉、肾经循行路线相似，通过前功能线锻炼，可以起到调节诸阴经气血、滋阴补肾、固精生髓的效果。

督脉起于少腹以下骨中央，下出会阴，经长强，行于后背正中，上至风府，入属于脑，上巅，循额，至鼻柱，经素髎、水沟，会手足阳明，至兑端，入龈交。其从少腹直上者，贯脐中央，上贯心，入喉，上颐，环唇，上系两目之下中央。督脉之别，名曰长强，夹膂上项，散头上，下当肩胛左右，别走太阳，入贯膂。足太阳膀胱经，起于内眼角，上过额部，交会于头顶。其主干，从头顶入内络于脑，回出从项部下行，沿肩胛内侧，夹脊旁，到达腰中，从脊旁肌进入，络于肾，属于膀胱。其支脉，从腰中下夹脊旁，穿过臀部，进入腘窝中。其另一支脉，从肩胛左右分别下行，穿入脊旁肌，夹脊旁，经过髋关节部，沿大腿外侧后缘下合于腘窝中。由此向下穿过腓肠肌，出外踝后方，沿第5跖骨粗隆部，到小趾外侧。督脉有督领全身阳气、统率诸阳经的作用，后功能线与督脉、膀胱经循行路线相似，通过后功能线锻炼，可以起到升提全身阳气、推动和温煦人体气血、防御外邪的效果。

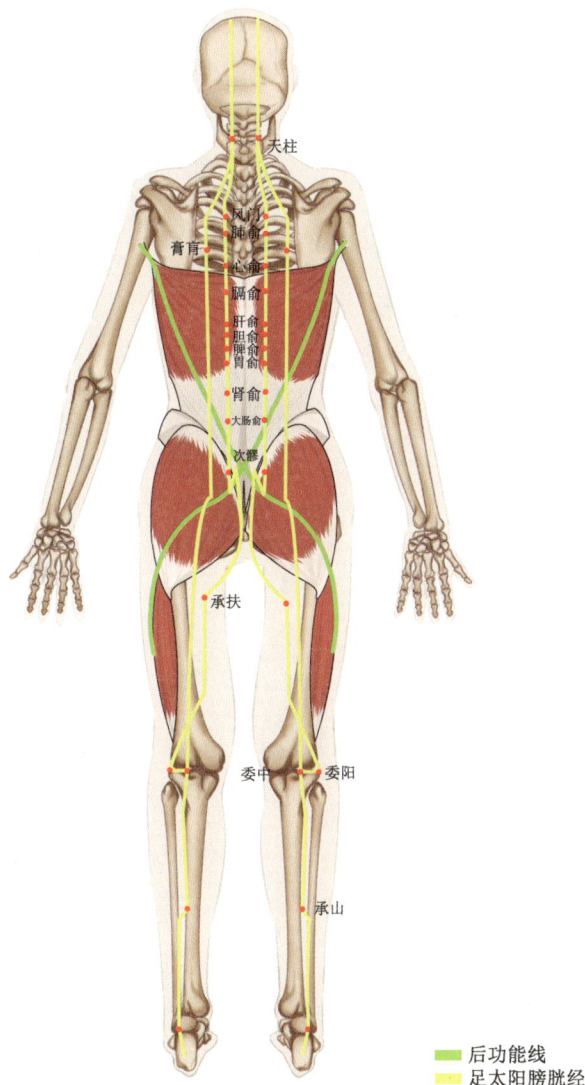

图 3-3-11　后功能线与足太阳膀胱经示意图

　　足太阴脾经，从大趾末端开始，沿大趾内侧赤白肉际，经核骨（第 1 跖趾关节内侧）后，上过内踝前缘，再上小腿腓肠肌内，沿胫骨后，交出足厥阴肝经之前，上膝股内侧前缘，进入腹部，属于脾，络于胃，上过膈肌，夹食管旁，连舌根，散布舌下。其支脉，从胃部分出，向上通过膈肌，注入心中。足厥阴肝经，从大趾爪甲后毫毛部开始，向上沿着足背，至距内踝 1 寸处，上行至内踝上 8 寸处，交出足太阴脾经之后，上腘内侧，沿着大腿内侧，进入阴毛中，环绕阴部，至小腹，夹胃旁边，属于肝，络于胆；向上通过膈肌，分布胁肋部，沿喉咙之后，上入颃颡（鼻咽部），连接目系，上出于额部，与督脉交会于头顶。其支脉，从目系下向面颊中，环绕唇内。其支脉，复从肝分出，通过膈肌，上注于肺中。同侧功能线与脾经、肝经循行路线相似，通过同侧功能线锻炼，可以起到健脾行气、调摄气血、疏肝理气、调畅情志的效果。

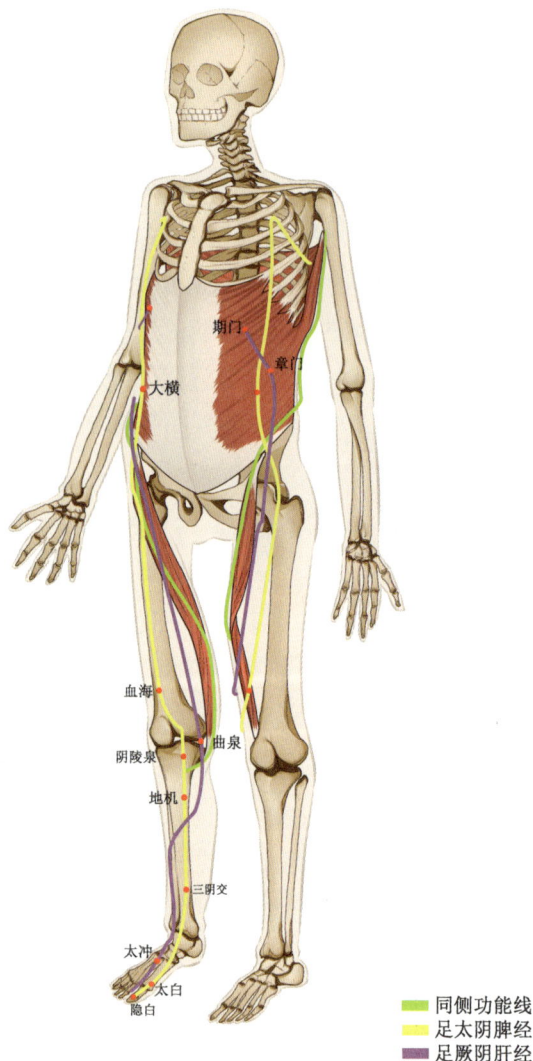

图 3-3-12　同侧功能线与足太阴脾经、足厥阴肝经示意图

七、前深线

前深线（the deep front line，DFL）是构成人体肌筋膜的核心，在冠状面

上位于左右体侧线间，在矢状面上夹在前表线和后表线之间，外层包覆着螺旋线和功能线。前深线起始于足底深层，向上沿着小腿后侧，行进于膝关节后方转向大腿内侧。自此开始，其主要轨道走向骨盆和腰椎前侧；另一条交错的轨道走向大腿后侧，向上至骨盆底，并连接腰椎。前深线从腰肌至横膈面一路向上经过胸廓，沿着许多交错的路径环绕行经胸部脏器，最后止于头颅，具体见图 3-3-13。

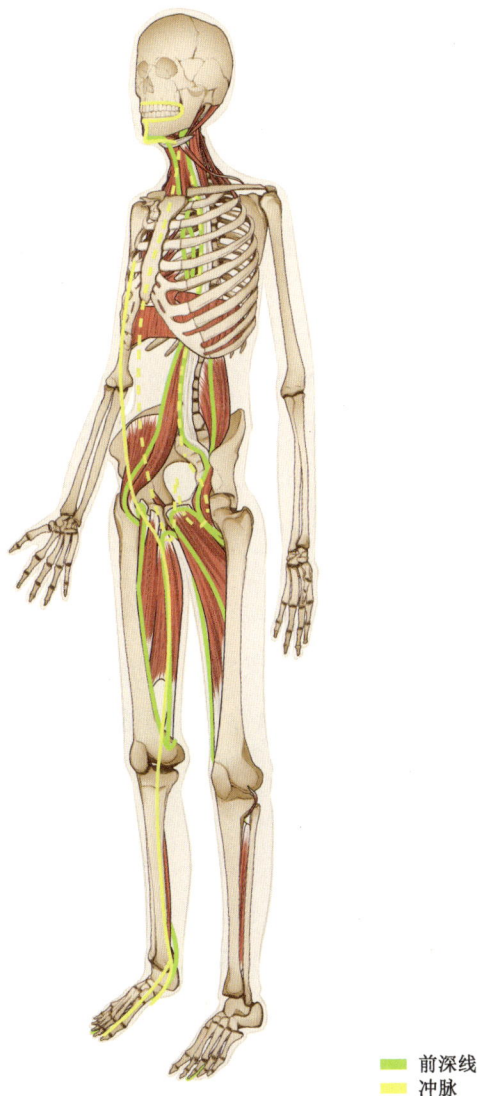

■ 前深线
■ 冲脉

图 3-3-13　前深线与冲脉示意图

前深线对身体的支撑功能具有非常重要的作用：支撑足内侧弓；稳定下肢各个部分；对腰椎提供前方支撑；呼吸过程中稳定胸腔；维系颈部与头部的力学平衡。此外，前深线几乎全部处在其他筋膜的周围或被覆盖，而这些其他肌筋膜具有与前深线肌肉相似的作用。前深线含有很多慢肌纤维，这反映出前深线的角色在于提供核心稳定性，使得人体能更容易且更有效地工作。

与经络的关系：冲脉起于肾下胞中，经会阴，出于气街，并足少阴肾经夹脐上行，至胸中而散。冲脉在十二经气血通行、渗灌中起着重要作用，还与女子经、孕，男子发育、生殖功能有着密切联系，有通受全身气血的作用，也可输布后天之精气以濡养五脏六腑。前深线与冲脉循行路线相似，通过前深线锻炼，可以起到溢蓄全身血气，秉受、输布先天和后天精气的效果。

第四节　筋　膜　健　康

当我们学习人体运动解剖相关知识时，更多关注骨骼、肌肉层面，往往会忽略筋膜，而正是这个神奇的结构将骨骼和肌肉连为整体。正如 Schultz 和 Feitis 所说："在标准的解剖学描述中，肌肉－骨骼的概念给我们呈现出一个关于运动的纯机械模式，将运动分割成独立的功能区，而忽视了它在活体上是一个无缝连接的整体。当人体的某一部分运动时，整个身体都在响应。功能上，只有一种组织能协调这种响应，那就是结缔组织。"

在人体进化的过程中，全身的结缔组织构成机体的软性支架，其他器官系统的功能细胞以该支架为基础发挥正常功能，功能细胞的功能活动和生命活动（细胞更新）由支持系统提供支持（营养）和储备（干细胞）。因此，筋膜是一种人体的支持与储备系统，在实现生命过程中物质、能量、信息的转换传递方面具有重要作用，筋膜健康尤为重要。

人体的筋膜具有四种特性：粘性、弹性、可塑性和可修复性。

引起筋膜疼痛的常见原因：①不良姿势，导致代偿现象。②重复性动作，导致某些肌肉过度使用，对应的筋膜形成特定的形态。③肌肉无力或紧绷，产生筋膜纤维化。④受伤后产生瘢痕粘连，影响循环，阻碍筋膜传递信息，从而产生代偿现象。⑤焦虑、忧郁的心理因素，影响筋膜的松紧。

当我们长期处于上述情况时，筋膜就会变得紧绷、僵硬、无力、杂乱无章，产生粘连，会影响人体内在平衡机制，身体的柔韧性、关节的灵活度、肌力和肌耐力、运动表现、对抗外力的能力等都会下降。筋膜问题一般会使人感觉到身体紧绷、酸痛，但伸展或运动之后会缓解。健康、训练得当的筋膜具有以下特征：结实、富有弹性且具有强韧的抗撕裂能力。如图 3-4-1（左），健康的筋膜呈清晰的双向交叉网络排列，每条胶原纤维呈现出很强的卷曲，富有弹性，而图 3-4-1（右）的筋膜是缺乏运动的，为多方向的纤维网，卷曲和回弹都减少。

因此在日常生活中，维持筋膜健康需要做到随时补充水分，摄入重要的营养素，如维生素 C、维生素 B 族、铁、锌、镁、钾等，同时保持良好的生活习惯和运动习惯。

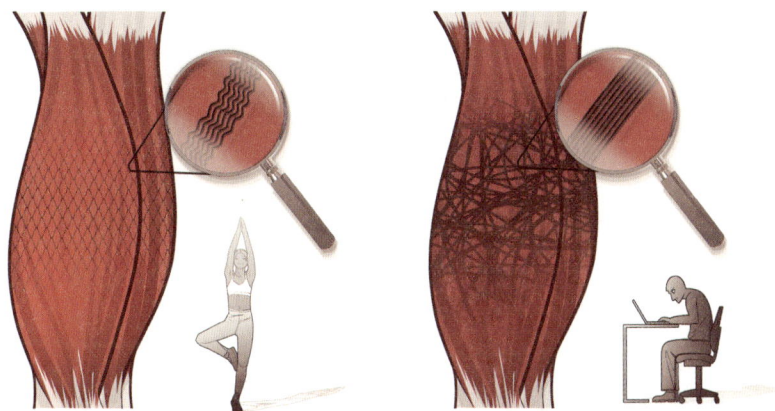

图 3-4-1 胶原纤维网对负荷的反应

根据筋膜的四重特性，在筋膜复健方法中，我们需关注以下四个层面，以起到梳理筋膜、修复筋膜、强化筋膜，提高身体整体能力的效果。

①拉伸练习：维持筋膜的柔软度，提高筋膜的机械性能。②力量训练：通过训练提升筋膜的力量与韧性，提高其储能能力。③再生练习：用按摩的方法恢复筋膜的弹性，通过液体交换促进组织再生。④感知练习：激发本体感受能力和深层感觉。

阴瑜伽的训练理念与筋膜复健方法在核心原则上高度契合。其体式设计着重于长时间静态保持与深度拉伸，能够精准作用于筋膜链：一方面，通过持续拉伸促进筋膜链放松，缓解僵硬与紧张状态，增强筋膜弹性，进而提升身体柔韧性与稳定性；另一方面，体式对经络与穴位的刺激作用显著，可有效推动气血循环与代谢活动，优化筋膜链的营养供给与功能表现。在神经调节层面，阴瑜伽的呼吸与冥想训练通过降低身体应激反应，缓解神经系统紧张状态，间接减轻筋膜链承载的压力。而体式练习中的本体感知强化，要求练习者深度觉察身体各部位状态与能量流动，这种精准的身体觉知不仅能够提升对筋膜链状态的实时监控能力，还能通过增强身体感知敏锐度，为筋膜链问题的预防与干预提供科学依据。

　　总之，阴瑜伽训练体系通过多维度协同作用——机械拉伸、经络刺激、神经调节与本体感知强化等，构建起筋膜健康管理的完整闭环，为现代筋膜复健提供了兼具传统智慧与科学验证的实践路径。此外，这也与中医学疏通经脉气血、调整脏腑阴阳的理念不谋而合。

第四章

腧穴阴瑜伽体式（35式）

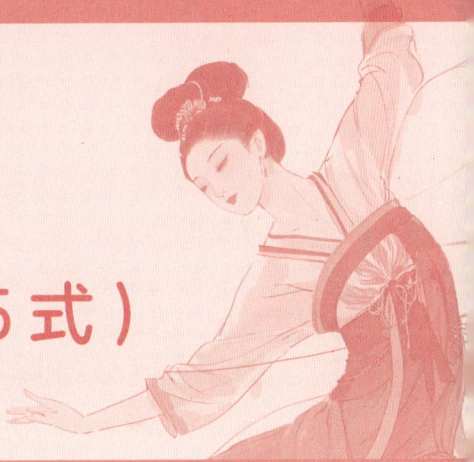

第一节 融心式
Melting Heart Pose

【动作】

1. 四足跪姿。

2. 双臂向前伸直贴地，前额或下巴轻触地面，胸腔尽量向下沉，大腿垂直于地面。

3. 保持3～5分钟，如下巴贴地，保持时间可短一些，然后还原。

【呼吸】

吸气时脊柱伸展，呼气时沉背向下。

【要点】

大腿与地面垂直，整个过程要关注颈部的感觉，颈椎有问题者慎练。

【矫正】

1. 如果肩膀疼痛阻碍手臂向头顶方向伸展，可以将两臂分得更宽些。

2. 如果下巴置于垫子上导致颈部紧张，可选择侧脸贴垫子。

3. 如果膝盖不适，可以在膝下方垫上毯子，脚趾可以回钩。

4. 如果肩颈区域紧张，可在胸部下方垫毛毯，让身体放松。

【变体】

可以单臂伸展向前来做这个体式，将头放于另一侧前臂上，然后再做另一侧。

【刺激经络】

1. 脊柱两侧的足太阳膀胱经。

2. 手臂的经络，尤其是外侧的手少阳三焦经和内侧的手厥阴心包经。

【按压穴位】

1. 手三里（LI 10）

定位：在前臂背面桡侧，阳溪与曲池穴连线上，肘横纹下 2 寸处（图 4-1-1）。

功效：疏经通络，消肿止痛，清肠利腑。

主治：①齿痛，颊痛。②肘臂疼痛、不遂，肩背痛，腰痛。

2. 合谷（LI 4）

定位：第 2 掌骨桡侧的中点处（图 4-1-2）。简便取穴法：拇、示两指张开，以另一手的拇指关节横纹放在虎口上，当虎口与第一、二掌骨结合部连线的中点。

功效：镇静止痛，通经活络，清热解表。

主治：①头痛，齿痛，咽喉肿痛，鼻衄，耳聋。②外感导致的恶寒发热，无汗或多汗。③滞产，闭经，痛经。④中风失语，上肢不遂。

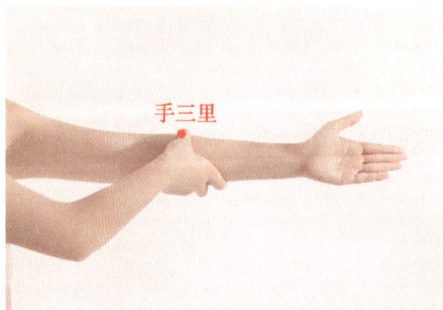

图 4-1-1　手三里

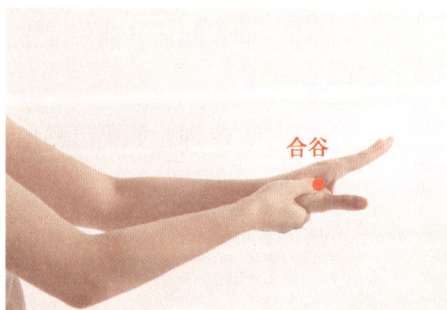

图 4-1-2　合谷

【体式功效】

伸展上背部和中背部，刺激背部足太阳膀胱经，升补阳气，调理脏腑，缓解肩背疼痛；帮助打开肩部和胸部，同时刺激上肢中线的手少阳三焦经和手厥阴心包经，宁心安神；通过按压手三里及合谷穴，起到舒筋活络、镇静止痛的作用，可有效增强融心式舒缓肩背、缓解手臂和肩背疼痛的效果，同时配合穴位按压，还可治疗头面部的头痛、齿痛、咽喉疼痛等。

【抵消体式】

1. 俯卧放松。

2. 臀部坐回脚后跟至婴儿式。

【体式示意图】

具体见图 4-1-3、图 4-1-4 和图 4-1-5。

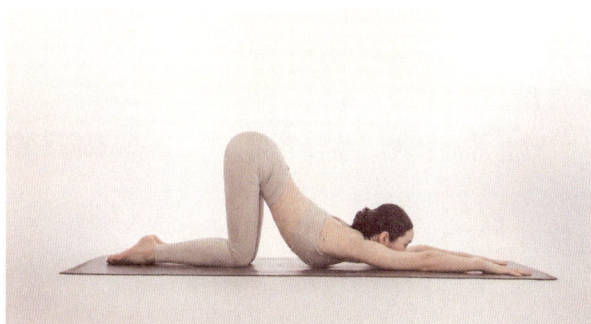

图 4-1-3　融心式

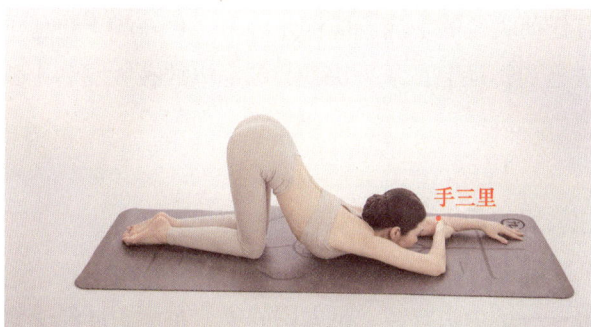

图 4-1-4　融心式：手三里

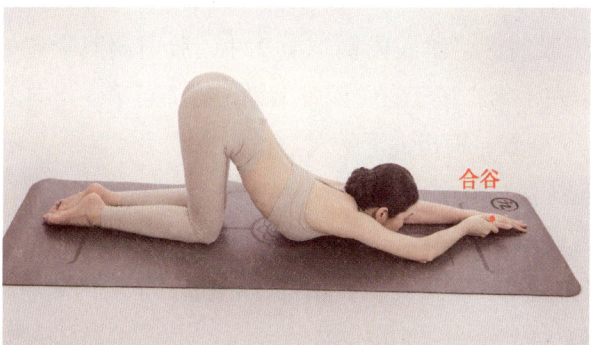

图 4-1-5　融心式：合谷

第二节　脚踝伸展式
Ankle Stretch Pose

【动作】

1. 金刚坐。

2. 双手撑于臀后方地面，挺胸向前；然后弓背向后，同时双膝离地；手置于双膝上，再将脊背延展。

3. 保持约 1 分钟，然后还原。该体式偏"阳"，不应保持很长时间。

【呼吸】

吸气时脊柱延展，呼气时弓背向后。

【要点】

脚踝和膝盖有问题者慎练。

【矫正】

1. 脚踝如有任何尖锐的疼痛，应停止练习，可在脚下垫毯子或毛巾。

2. 臀部无法坐到脚跟上：拿一块卷起的毛巾放在大腿和小腿之间，可以缓解这一问题。

【变体】

对于脚踝比较紧张的人，保持双手始终撑于臀后方。

【刺激经络】

足部三阴经——足少阴肾经、足太阴脾经、足厥阴肝经受到强烈刺激。

【按压穴位】

1. 血海（SP 10）

定位：位于股前区，髌底内侧端上 2 寸，股内侧肌隆起处（图 4-2-1）。简便取穴法：以左手掌心按于右膝髌骨上缘，第 2 至第 5 指向上伸直，拇指与其他四指约成 45°斜置，拇指尖下是穴。

功效：调经统血，凉血止痒。

主治：①月经不调，痛经，闭经，功能失调性子宫出血。②荨麻疹，湿疹，神经性皮炎，皮肤瘙痒。③膝关节疼痛，股内侧痛，下肢内侧痛。④睾丸炎。

2. 梁丘（ST 34）

定位：梁丘穴位于股前外侧，髌底上 2 寸，股外侧肌与股直肌肌腱之间（图4-2-2）。简便取穴法：伸展膝盖用力时，髌骨外上缘上方凹陷正中即是。

功效：理气和胃，消肿定痛。

主治：①胃痛，急性胃炎，胃痉挛。②膝肿痛，下肢不遂。③乳痈，乳痛。

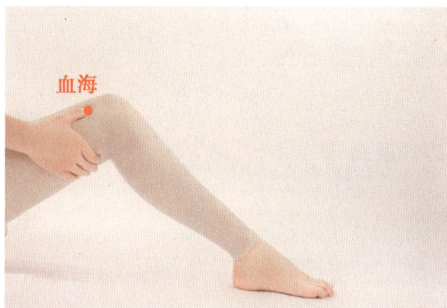

图4-2-1　血海

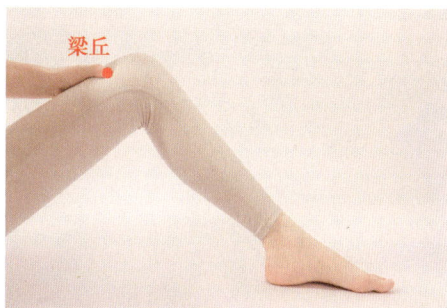

图4-2-2　梁丘

【体式功效】

伸展脚踝、腿部肌肉和关节，刺激膝部足太阴脾经，升举阳气，健脾行气，利湿消肿，调摄气血；拉伸骨盆区域，同时刺激足厥阴肝经和足少阴肾经，固本培元；通过按压血海和梁丘，起到理气和胃、统血止痒的作用，可治疗胃酸呕吐、胃痛等消化系统疾病，女子气血亏虚、月经不调等妇科病证，股内侧痛、膝关节疼痛、腿脚肿痛等局部下肢疾病，以及皮肤瘙痒等血热性皮肤病。

【抵消体式】

1.脚趾蹲式（任何需要腿伸直和踩住脚趾的体式）。

2.钟摆式或蹲坐也是很好的抵消体式。

【体式示意图】

具体见图4-2-3、图4-2-4和图4-2-5。

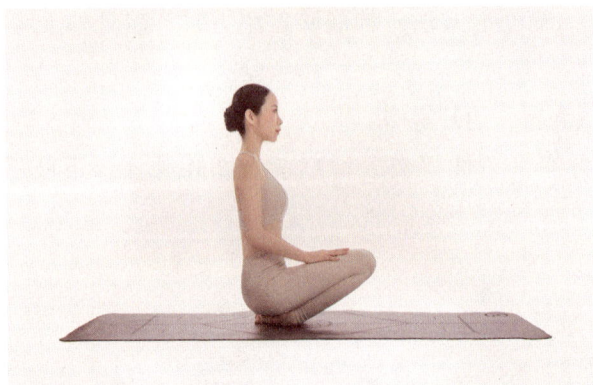

图 4-2-3　脚踝伸展式

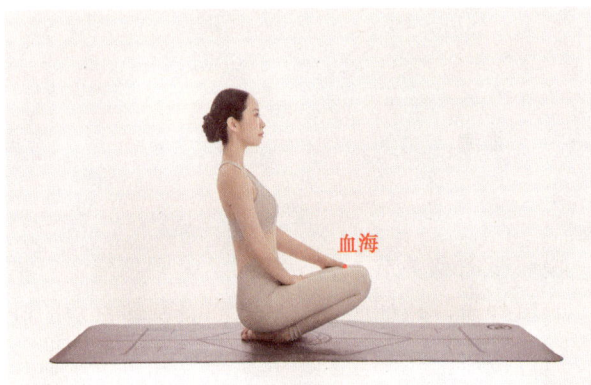

图 4-2-4　脚踝伸展式：血海

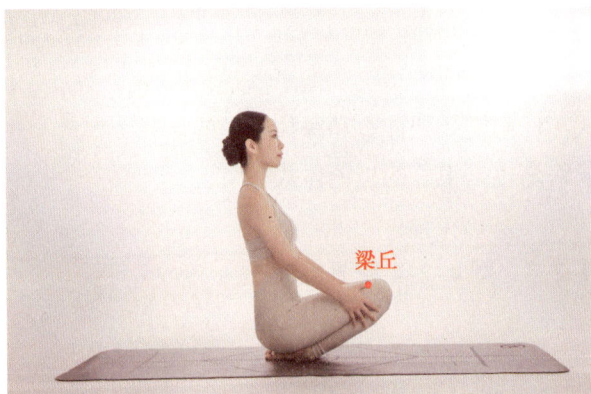

图 4-2-5　脚踝伸展式：梁丘

第三节　脚趾蹲式
Toe Squat Pose

【动作】

1. 金刚坐。

2. 重心稍向前，双手撑住双膝前侧地面，臀部离开脚后跟，前脚掌着地；上半身直立，重心后移，臀部贴实脚跟。

3. 保持 3～5 分钟，然后还原。

【要点】

脊柱立直，前脚掌踩地，确保每一个脚趾头都得到伸展，包括小脚趾。如果膝盖、脚踝或脚趾关节很紧张，不要保持太长时间。

【矫正】

1. 确保脚趾都得到伸展，包括小脚趾，而不是脚趾顶端着地。

2. 如果感觉脚趾关节压力很大，可把重心移向膝盖，解除脚趾关节的大部分压力。

3. 如果膝盖不舒适，可在膝盖下方垫上毯子，或者在臀部和脚后跟之间垫上毯子。

4. 对很多人来说，这个体式很快就会让人变得紧张——关注紧张的程度。如果感到很疼痛就不要保持这一体式。

【变体】

可以与肩部练习结合，如鹰式的手臂或牛面式的手臂。如果在保持体式时做肩部的练习，做另外一侧前应放松一下。做脚踝的伸展，然后再回到脚趾伸展，进行另一侧的肩部练习。

【刺激经络】

通过挤压脚趾，所有下身的经络都受到了刺激，通过伸展足底，可打开足底之肾经与足背的足太阴脾经、足厥阴肝经、足阳明胃经和足少阳胆经。

【按压穴位】

次髎（BL 32）

定位：在骶部，当髂后上棘内下方，适对第 2 骶后孔处（图 4-3-1）。

功效：补益下焦，强腰利湿。

主治：①疝气。②月经不调、痛经、带下病。③小便不利、遗精、腰痛、下肢痿痹。

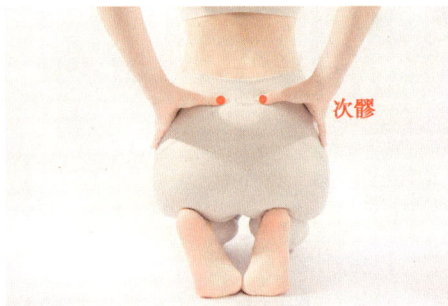

图 4-3-1　次髎

【体式功效】

伸展脚趾和脚掌，强健脚踝，通过挤压脚趾，刺激下身相关经络，促进整个足部的血液循环，从而打开足底之足少阴肾经与足背的足太阴脾经、足厥阴肝经、足阳明胃经和足少阳胆经，补益下焦，促进精血津液的生成；通过按压次髎穴，起到强腰利湿的作用，对于女性来说可以治疗月经不调、痛经等，还能缓解腰痛、下肢痿痹等症状。

【抵消体式】

1. 金刚坐。

2. 脚踝伸展式。

3. 孩童式。

4. 马鞍式。

【体式示意图】

具体见图 4-3-2、图 4-3-3 和图 4-3-4。

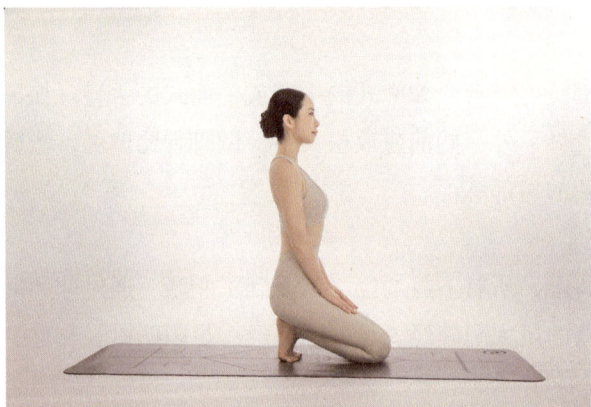

图 4-3-2　脚趾蹲式

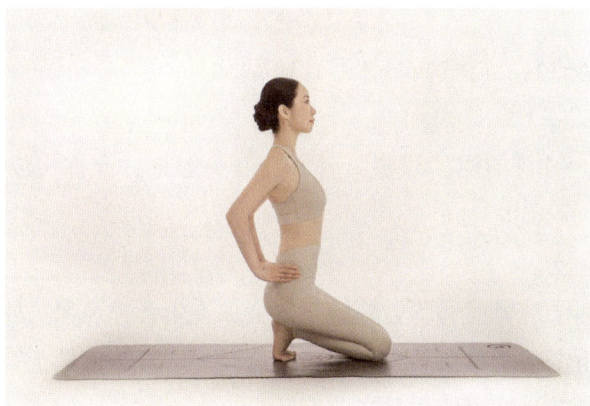

图 4-3-3　脚趾蹲式：次髎（侧面）

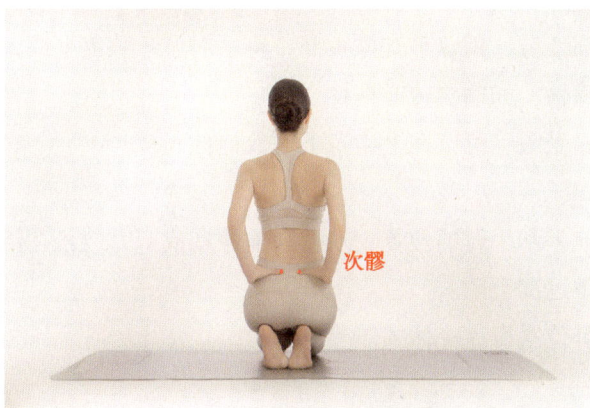

图 4-3-4　脚趾蹲式：次髎（背面）

第四节　蝴 蝶 式
Butterfly Pose

【动作】

1. 山式坐姿。

2. 屈双膝，脚掌相贴，脚跟靠近会阴，十指交叉抓握脚背，大腿外旋，双膝下沉，脊柱伸展。

3. 弓背前屈，双手肘平放地面，额头触地，坐骨下沉。

4. 保持 3～5 分钟，甚至更久，然后卷背向上还原。

【呼吸】

吸气时延展脊柱，呼气时身体弓背前屈。

【要点】

坐骨下压，弓背前屈，双膝、肘部及额头触地，允许头放松向下靠近脚后跟。

【矫正】

1. 坐立前屈会对骨盆和膝盖施压，这会加重坐骨神经痛。如果有这样的问题，可在臀部下方垫上瑜伽砖或毛毯，抬高臀部，使膝盖低于臀部。坐立时应避免骨盆向后旋转，应该使骨盆向前旋转。

2. 妊娠期也可以做，但双腿应该向外展开，给腹部留出空间。

3. 如果有椎间盘问题或脊柱曲度不正常，应避免这一体式。

4. 如果颈部疲劳，用双手支撑头部，将手肘放于膝盖上或大腿上，或在前额下方放置支撑物，如瑜伽砖或抱枕。

5. 如果前屈受限，可以在上半身下方放抱枕。

【变体】

1. 可以变换手和手臂的位置：双臂向前伸展或双臂放松在体侧。

2. 双脚后跟远离会阴。

3. 可以仰卧位来做这一体式。

【刺激经络】

1. 刺激双腿外侧的足少阳胆经和脊柱旁侧的足太阳膀胱经。

2. 如果双脚向内靠近会阴会感到大腿内侧的伸展，此时足少阴肾经和足厥阴肝经受到刺激。

【按压穴位】

膻中（CV 17）

定位：在胸部，横平第4肋间隙，前正中线上（图4-4-1）。简便取穴法：仰卧位，男性于胸骨中线与两乳头连线之交点处取穴；女性于胸骨中线平第4肋间隙取穴。

功效：理气活血，宽胸利膈。

主治：①胸闷，气短，咳喘，心悸，心烦。②产妇乳少，乳腺炎。③噎膈，呕吐。

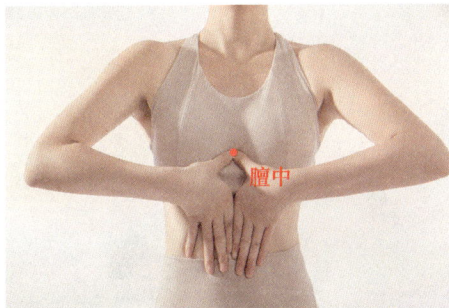

图 4-4-1 膻中

【体式功效】

　　伸展下背部，刺激足太阳膀胱经和足少阳胆经，升举阳气，调理脏腑；脚跟靠近会阴，更好地拉伸内收肌，刺激足少阴肾经和足厥阴肝经，促进肾脏和不活跃腺体的功能，有利于改善泌尿系统疾病；促进骨盆和腹部区域的血液循环，消除男性睾丸的沉重感，有利于女性经期规律，改善卵巢功能，有助于分娩。通过按压膻中穴，可起到理气活血、宽胸利膈的作用，可治疗产妇乳少、乳腺炎，以及胸腹疼痛、噎膈、呕吐等。

【抵消体式】

　　1. 坐姿或温和的坐姿后弯体式。

　　2. 俯卧也是一种温和的后弯体式。

　　3. 动态桌子式。

　　4. 柔和的坐姿扭转体式。

【体式示意图】

　　具体见图 4-4-2、图 4-4-3 和图 4-4-4。

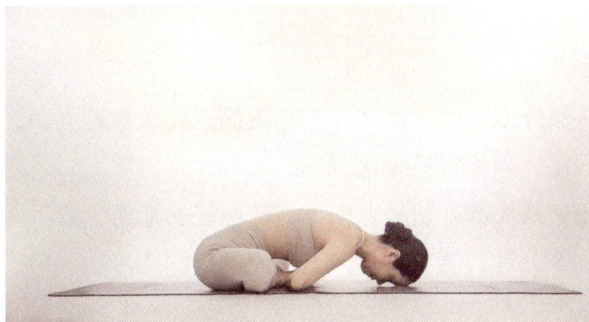

图 4-4-2 蝴蝶式 1

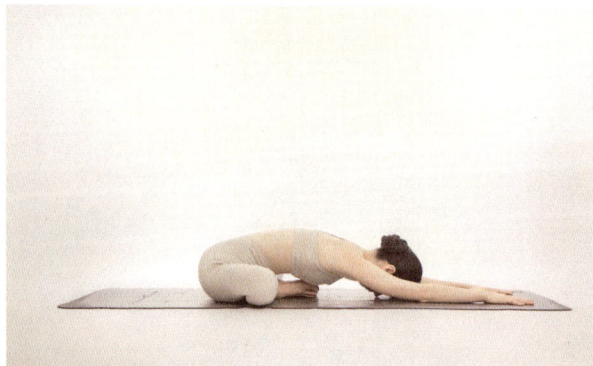

图 4-4-3　蝴蝶式 2

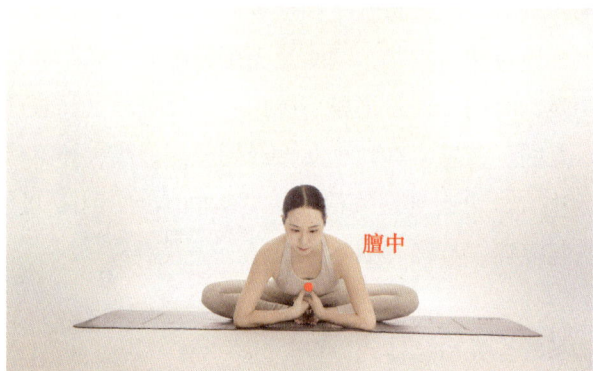

膻中

图 4-4-4　蝴蝶式：膻中

第五节　半蝴蝶式
Half Butterfly Pose

【动作】

1. 山式坐姿。

2. 屈右膝，髋外展，脚掌抵在左大腿内侧，脚跟靠近会阴；左腿向左侧打开至自己最大程度，脚尖自然放松。

3. 骨盆中正，从头部开始弓背向下，前额轻触地面，双手向前自然伸直。

4. 保持 3～5 分钟，然后卷背向上还原，换侧练习。

【呼吸】

吸气时延展脊柱，呼气时身体弓背前屈。

【要点】

骨盆中正，伸直腿向旁侧打开至自己最大程度，脚尖自然放松，脊柱呈自然卷曲弧度。

【矫正】

1. 这个体式会加重坐骨神经痛。如果习练者有坐骨神经痛，可抬高臀部直到膝盖低于臀部，或者完全避免这个体式。坐立时应让骨盆旋转向前。

2. 膝盖有任何尖锐疼痛要留意：如果膝盖有问题，可收紧大腿上侧（股四头肌），锁住关节或减少两腿的角度。

3. 如果弯曲的膝盖不适，可在其下方垫上支撑物或让脚离会阴远一些。

4. 如果伸直腿的跟腱紧张，可以在膝盖下方垫上毛毯，允许膝盖弯曲。

5. 怀孕的女性也可以做，因为腿向两侧打开，给腹部提供了空间。

【变体】

1. 可以将伸直的腿向后折叠勾脚尖，能让后腿跟腱得到更好的伸展。

2. 将上半身侧弯向伸直腿，屈膝腿侧手臂贴耳延伸或抓握伸直腿脚趾，伸直腿侧手可抓握伸直腿脚趾或向屈膝腿侧延展，重点感受屈膝腿侧腰部的拉伸。

3. 扭转脊柱向伸直腿侧后前屈，双手放在大腿旁侧，前额置于小腿胫骨上。

4. 扭转脊柱向伸直腿侧，双手均放在大腿外侧，伸直腿侧手贴耳延伸，或绕过头顶抓握伸直腿脚趾或背于后背，旋转胸腔向上，增加脊柱扭转幅度。

【刺激经络】

1. 足太阳膀胱经。

2. 如果在会阴和腿内侧感受强烈，足厥阴肝经和足少阴肾经受到刺激。

【按压穴位】

1. 涌泉（KI 1）

定位：屈足卷趾时足心最凹陷中（图4-5-1）。

功效：滋阴益肾，平肝息风，醒脑开窍。

主治：①发热，心烦，惊风。②咽喉肿痛，咳嗽，气喘。③便秘，小便不利。④足心热，腰脊痛。

2. 三阴交（SP 6）

定位：小腿内侧，内踝尖上3寸，胫骨内侧缘后际（图4-5-2）。

功效：健脾胃，益肝肾，调经带。

主治：①月经不调，崩漏，带下病，阴挺，不孕症，滞产。②遗精，阳痿，遗尿，小便不利，疝气。③腹胀，肠鸣，泄泻。④下肢痿痹。

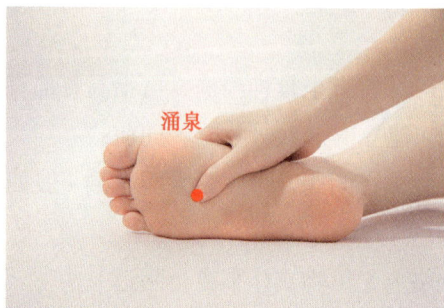

图 4-5-1　涌泉

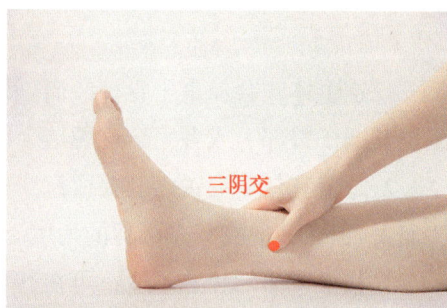

图 4-5-2　三阴交

【体式功效】

舒展背部，刺激背部足太阳膀胱经，祛风通络，调理气机；拉伸腿部肌群和灵活髋关节，可促进骨盆区域血液循环，刺激足太阳膀胱经、足厥阴肝经和足少阴肾经，滋补阴气，温养下元；挤压腹部，刺激腹部足少阴肾经，健脾和胃，宣通降逆。通过按压涌泉穴和三阴交，起到固本培元、调畅二便的功效，可治疗女子的月经不调、带下病，男子遗精、阳痿等生殖系统问题，以及脾胃虚弱导致的便秘、疝气等疾病。

【抵消体式】

1.动态桌子式。

2.坐姿或温和的坐姿后弯。

3.雨刷式或左右摇摆式。

【抵消体式】

1.动态桌子式。

2.坐姿或温和的坐姿后弯。

3.雨刷式或左右摇摆式。

【体式示意图】

具体见图 4-5-3 ～图 4-5-6。

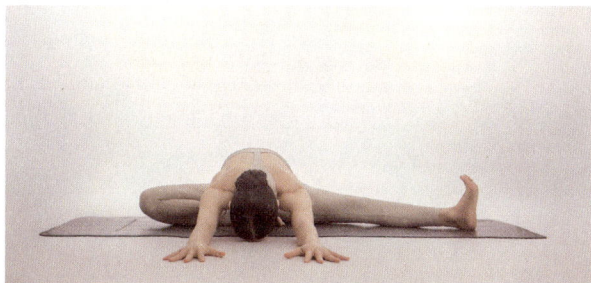

图 4-5-3　半蝴蝶式 1

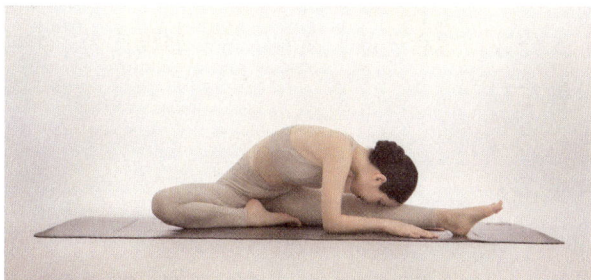

图 4-5-4　半蝴蝶式 2

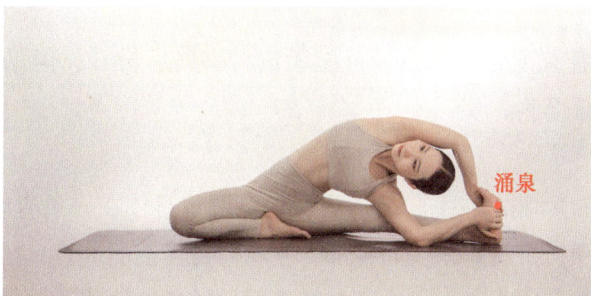

图 4-5-5　半蝴蝶式：涌泉

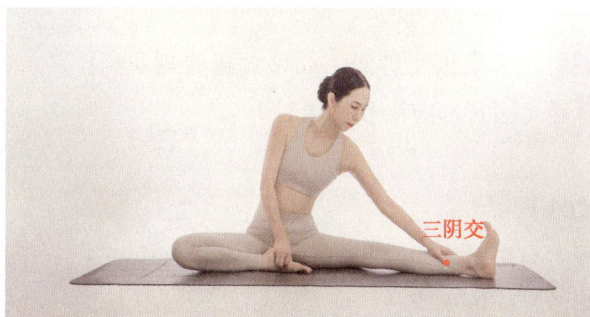

涌泉

图 4-5-6　半蝴蝶式：三阴交

三阴交

第六节 猫拉尾式
Cat Pulling Its Tail Pose

【动作】

1. 俯卧。

2. 身体转向右侧卧，右肘撑地，调整身体在一条直线上；屈右膝，左手抓住右脚踝，将右脚跟拉向臀部，左腿向身体前侧伸直，目视前方。

3. 保持 3～5 分钟，然后还原，换侧练习。如果作为一个前屈体式的抵消体式，保持 1 分钟左右。

【呼吸】

保持自然呼吸。

【要点】

骨盆中正，伸直腿向旁侧打开至自己最大程度，脚尖自然放松，脊柱呈自然卷曲弧度。有坐骨神经痛者不宜练习此体式。

【矫正】

如果习练者有下背部问题，可能无法将脚向后拉开，但仍可以做这个体式，只是需要缓慢些。

【变体】

身体转向右侧卧，右手向前伸直贴地，调整身体在一条直线上；屈右膝，左手抓住右脚踝，将右脚跟拉向臀部，左腿向身体前侧伸直，扭转躯干向臀部后方，目视上方。这个变体成为一个躺着的扭转后弯体式，关键是把屈膝腿往后拉以拉伸前侧。

【刺激经络】

刺激足阳明胃经和足太阴脾经（如果大腿前侧受到拉伸），以及足太阳膀胱经、足少阴肾经（当背部前拱和扭转时）。

【按压穴位】

1. 太溪（KI 3）

定位：内踝尖与跟腱之间的凹陷中（图 4-6-1）。

功效：滋阴益肾，培土生金。

主治：①遗精，阳痿，月经不调。②咳嗽，气喘，咳血，胸痛，咽喉肿痛，齿痛。③消渴，便秘。④腰背痛，下肢冷痛。

2. 涌泉（KI 1）

定位：屈足卷趾时足心最凹陷中（图4-6-2）。

功效：滋阴益肾，平肝息风，醒脑开窍。

主治：①发热，心烦，惊风。②咽喉肿痛，咳嗽，气喘。③便秘，小便不利。④足心热，腰脊痛。

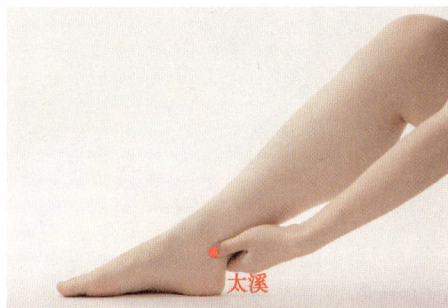
图 4-6-1　**太溪**

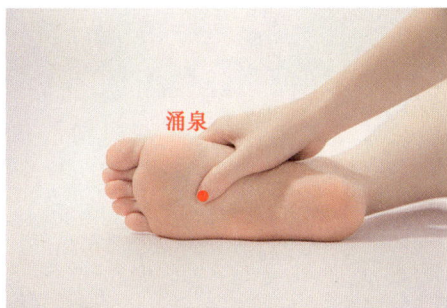
图 4-6-2　**涌泉**

【体式功效】

背部前拱，刺激足太阳膀胱经，温经散寒；背部扭转，刺激足少阴肾经，固本培元；同时有助于缓解下背部疼痛。拉伸大腿前侧，刺激足阳明胃经和足太阴脾经，理气和中，帮助放松髋关节和骶骨。通过按压涌泉、太溪穴，可起到滋阴养肾、补脾益肺的作用，治疗咳嗽气喘、胸痛，以及腰背痛、下肢冷痛等。

【抵消体式】

1. 胸前抱膝。

2. 挺尸式。

3. 婴儿式。

【体式示意图】

具体见图4-6-3、图4-6-4和图4-6-5。

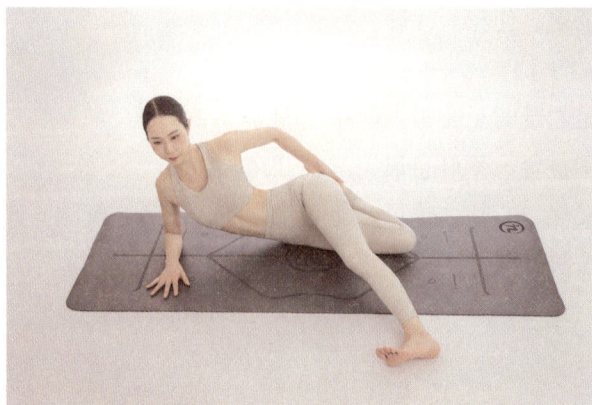

图 4-6-3　猫拉尾式

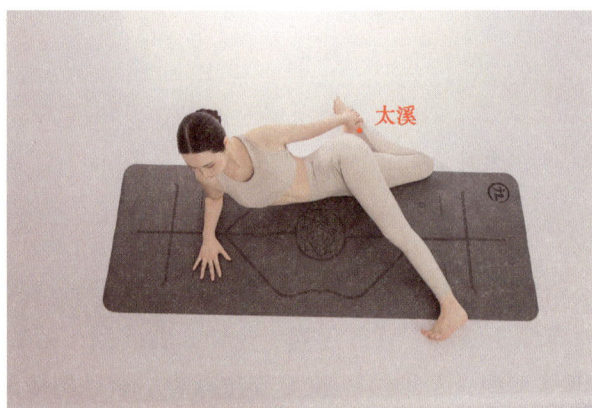

图 4-6-4　猫拉尾式：太溪

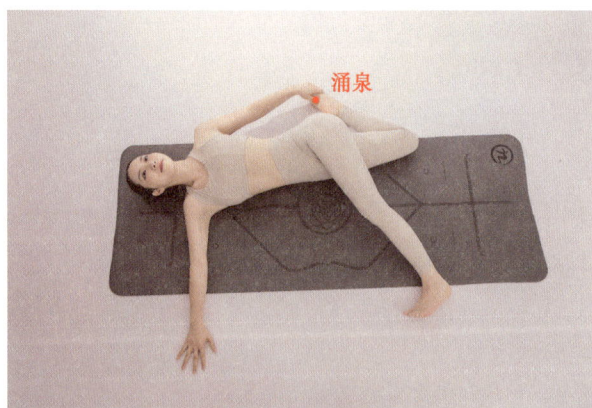

图 4-6-5　猫拉尾式：涌泉

第七节 毛 虫 式
Caterpillar Pose

【动作】

1. 山式坐姿。

2. 双手高举至头顶，带动脊柱延展。

3. 自头部开始，弓背向后，并随重力牵引向前向下到自身最大程度，双手置于两腿旁侧。

4. 保持 3 ～ 5 分钟或更长时间，然后卷背向上还原。

【呼吸】

吸气时脊背延展，呼气时弓背向下。

【要点】

骨盆旋转向前，脊柱呈自然卷曲弧度；尽量保持肌肉放松，尤其是腿部肌肉；有腰椎疾病者、坐骨神经痛者不宜练习此体式。

【矫正】

1. 如果骨盆习惯性后倾，垫高臀部，弯曲双膝，帮助骨盆旋转向前。

2. 如果跟腱紧张，可以在膝盖下方垫上毛毯，允许膝盖弯曲。

3. 如果颈部因头部的重量而感到紧张，可以用手撑起头部，手肘放在腿上或抱枕上。

4. 可以在躯干下方垫上毯子或抱枕，帮助身体放松。

5. 如果膝盖紧张或膝关节有问题，勾脚尖启动股四头肌。

【变体】

单腿背部伸展式。将一侧腿屈膝向后，或脚掌贴合大腿根部，或将小腿置于伸直腿外侧使双膝重叠，但在这里我们并不拉伸脊柱或伸展背部肌肉，不要将头伸展向脚趾的方向，而应该弯曲背部让头去碰触膝盖。

【刺激经络】

刺激行于背部两侧的足太阳膀胱经。

【按压穴位】

1. 丰隆（ST 40）

定位：位于小腿外侧，外踝尖上 8 寸，胫骨前肌外缘，条口外侧一横指处

（图 4-7-1）。简便取穴法：外膝眼到外踝尖作连线，在连线中点外开距离胫骨两横指，按下去有酸痛感的地方即为本穴。

功效：止咳平喘，化痰开窍，行气活血。

主治：①头晕，眩晕，癫狂。②咳嗽，痰多。③下肢痿痹，腹胀，便秘。

2. 足三里（ST 36）

定位：位于小腿外侧，犊鼻下 3 寸，胫骨前嵴外一横指处，犊鼻与解溪连线上（图 4-7-2）。简便取穴法：站位弯腰，同侧手虎口围住髌骨上外缘，余四指向下，中指指尖处即是。

功效：补中益气，健脾和胃，理气降逆，通经活血。

主治：①胃痛，呕吐，噎膈，腹胀，腹泻。②痢疾，便秘。③下肢痿痹，癫狂。④乳痈，肠痈，疲劳诸症。

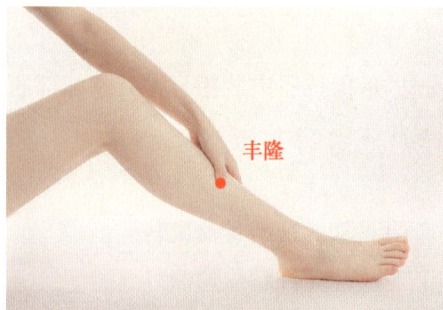

图 4-7-1　丰隆

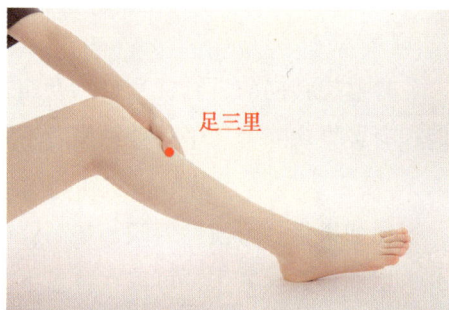

图 4-7-2　足三里

【体式功效】

舒展背部肌肉和韧带，缓解肌肉紧张，促进背部血液循环；挤压胃部，刺激消化系统，缓解便秘和腹胀等不适症状；刺激肾脏及足太阳膀胱经，能有效预防和缓解尿频、尿急等泌尿系统问题；挤压胸部，起到按摩心脏，预防乳腺增生症、乳腺结节的作用；通过刺激丰隆穴和足三里穴，行气活血，补中益气，治疗四肢痿痹、头晕眩晕等问题。另外，该体式能很好地平衡气体流动，为冥想做好准备。

【抵消体式】

1. 坐立或坐立后弯体式。

2. 雨刷式或桌子式。

3. 坐立扭转。

【体式示意图】

具体见图 4-7-3、图 4-7-4 和图 4-7-5。

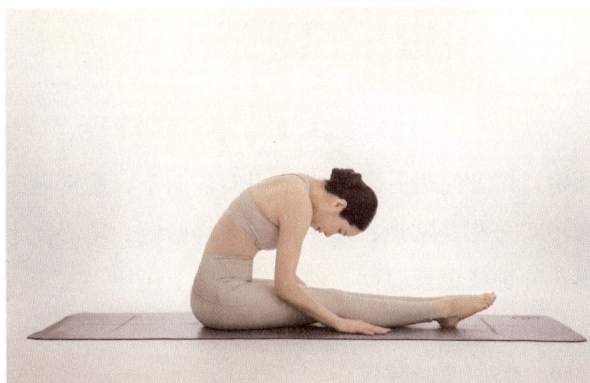

图 4-7-3　毛虫式

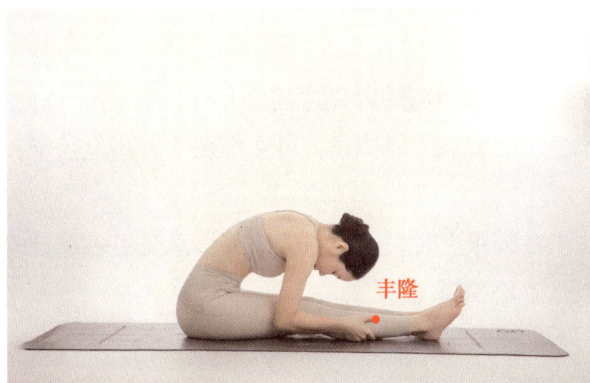

图 4-7-4　毛虫式：丰隆

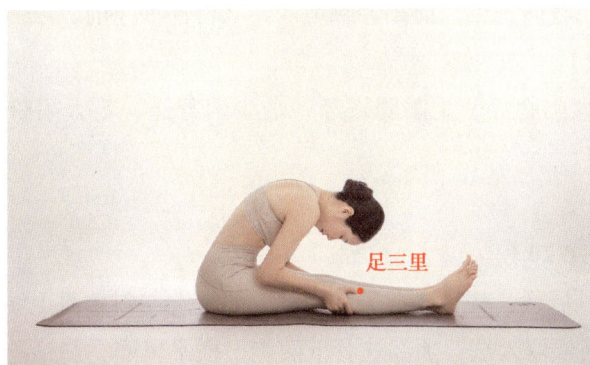

图 4-7-5　毛虫式：足三里

第八节 婴 儿 式
Child's Pose

【动作】

1. 金刚坐。

2. 自头部开始，弓背向后并随重力牵引向前向下，腹部贴于大腿，额头轻触地面，或将头转向一侧并贴地；双手放于双脚两侧，掌心向上；双眼微闭。

3. 保持 3 ~ 5 分钟或更长时间，然后卷背向上还原。

【呼吸】

保持自然呼吸，髋屈曲时呼气。

【要点】

臀部贴于脚后跟。腹泻者、怀孕者或刚吃完饭的人不适合做该体式。

【矫正】

1. 如果有膝盖问题，在大腿和小腿之间垫上毛巾或毯子，或避免练习该体式。

2. 作为一个温和的脚踝伸展体式，可在脚踝下方垫上毯子，以减少脚背的不适感。

3. 臀部无法坐在脚跟上时，这意味着头部会承受更多重量，可以让前额放在手上或抱枕上来放松颈部。

【变体】

1. 双臂伸展向前。

2. 双膝盖分开至舒适位置。

3. 上半身扭转向一侧，前额轻触地面，双臂伸展向前。

【刺激经络】

督脉、足太阴脾经、足阳明胃经、足少阴肾经、足太阳膀胱经、足少阳胆经。

【按压穴位】

1. 风池（GB 20）

定位：在颈后区，枕骨之下，胸锁乳突肌上端与斜方肌上端之间的凹陷中（图 4-8-1）。简便取穴法：项部枕骨下两侧，横平风府，胸锁乳突肌与斜方肌两肌之间凹陷中。

功效：平肝息风，清热解表，聪耳明目。

主治：①头痛，眩晕，失眠，癫痫，中风。②目赤肿痛，视物不明，鼻塞，鼻衄，鼻渊，耳鸣，咽喉肿痛。③感冒，热病。④颈项强痛。

2. 百会（GV 20）

定位：在头部，前发际正中直上 5 寸（图 4-8-2）。简便取穴法：在前、后发际正中连线的中点向前 1 寸凹陷中。或将耳郭向前折，两耳尖向上连线的中点。

功效：苏厥开窍，升阳固脱。

主治：①头痛，眩晕，中风失语，癫狂。②失眠，健忘。③脱肛，阴挺，久泻。

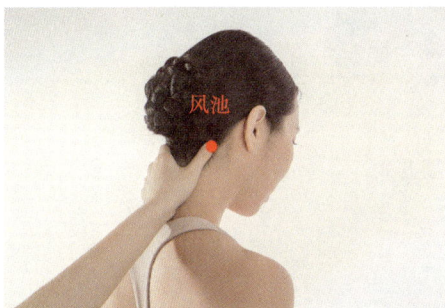

图 4-8-1　风池

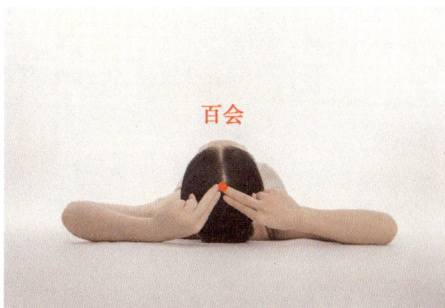

图 4-8-2　百会

【体式功效】

　　舒展髋关节及背部肌肉，刺激督脉及足太阳膀胱经，放松身心，舒缓腰背，缓解背部和颈部疼痛，可作为后展体式的恢复放松姿势；屈身向下时会轻微挤压胃部和胸部，有助于消化，刺激身体两侧的足少阳胆经，缓解腋下肿胀类外经病及头、目、耳、咽喉病，以及神志病、热病；头部支撑时可以缓解背部和颈部疼痛；缓慢地将上半身从一侧扭转到另一侧，可以刺激胸部上侧和乳房组织的血液和淋巴液的循环；同时刺激风池穴、百会穴，缓解神经衰弱，放松心情，清利头目，亦可治疗感冒后的头项强痛。

　　心理上可缓解情感冷漠、忧虑、心理脆弱等问题。在阴瑜伽当中，这个体式可以被用来作为蛙式的预备姿势，或者作为深度前屈的体式（如叩首式）的过渡。

【抵消体式】

1. 坐立或坐立后弯体式。

2.雨刷式。

3.桌子式。

4.坐立扭转。

【体式示意图】

具体见图 4-8-3、图 4-8-4 和图 4-8-5。

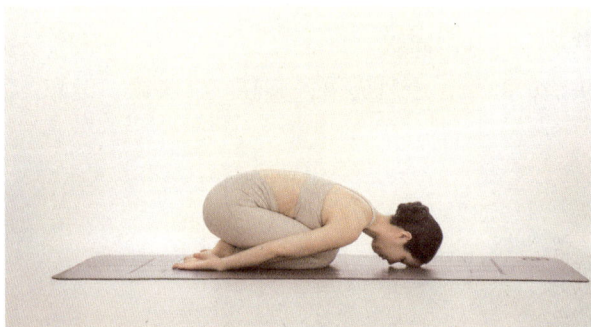

图 4-8-3　婴儿式

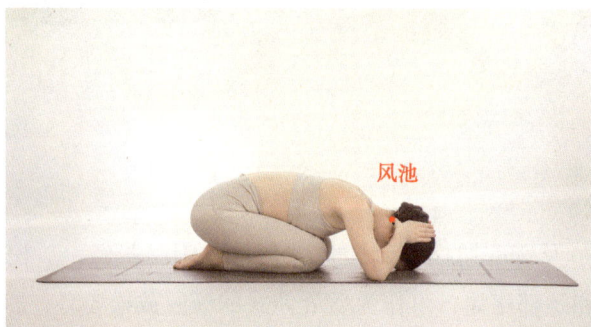

图 4-8-4　婴儿式：风池

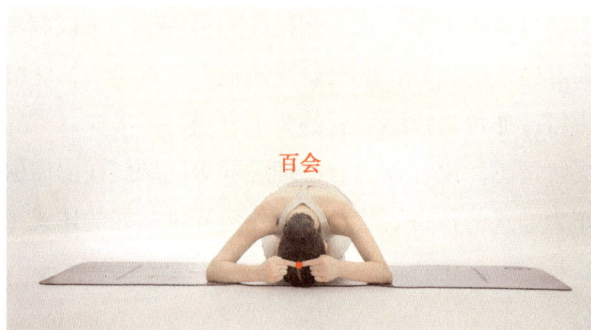

图 4-8-5　婴儿式：百会

第九节　悬 挂 式
Dangling Pose

【动作】

1. 山式站姿。

2. 双脚分开与骨盆同宽或更宽，互抱手肘置于头顶；髋屈曲，上半身向前向下。

3. 保持 3 ～ 5 分钟，然后卷背向上还原。

【呼吸】

保持自然呼吸，髋屈曲时呼气。

【要点】

重点不在于拉伸腿后侧，而是放松下背部，双腿肌肉尽量放松，确保足弓向上抬高，重量平均分布到双足，可以慢慢晃动身体；高血压、心脏病患者应避免练习该体式。

【矫正】

1. 如果习练者有低血压，结束体式时拱背慢慢还原到站立，或进入蹲式，以避免眩晕感。

2. 如果习练者腰背不好，一定要弯曲双膝，也可以将手肘撑在大腿上。

【变体】

1. 屈膝悬挂：更多地弯曲双腿，会强健腿部肌肉、放松背部，并使胃部得到按摩。

2. 非常柔软的习练者可以在腿后方抓住手腕，但在阴瑜伽中我们仍然让背部自然弯曲。

3. 双手相扣于后背，倒向地面方向，肩膀远离双耳。

【刺激经络】

刺激背部两侧的足太阳膀胱经。

【按压穴位】

天井（TE 10）

定位：在肘后区，肘尖直上一横指凹陷处（图 4-9-1）。

功效：行气散结，安神通络。

主治：①偏头痛，胸胁痛，肘臂痛，耳聋。②癫痫。③瘰疬，瘿气。

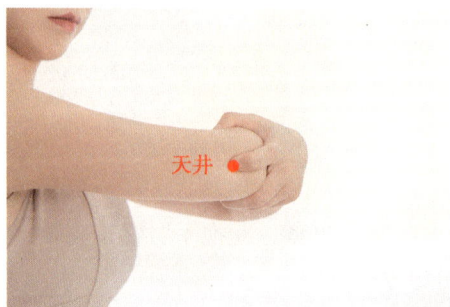

图 4-9-1　天井

【体式功效】

温和地伸展下背部，刺激背部的足太阳膀胱经，调理脏腑，减轻胃部和内脏的压力；伸直双腿可有效拉伸腿后侧肌肉及跟腱；弯曲膝盖可强化腿部前侧肌肉，按摩腹内脏器；同时通过按压天井穴，安神通络，行气散结，减缓心跳并恢复脊柱神经，治疗偏头痛、胸胁痛、肘臂痛等疼痛。

【抵消体式】

1. 蹲式。

2. 温和的后弯体式。

【体式示意图】

具体见图 4-9-2 和图 4-9-3。

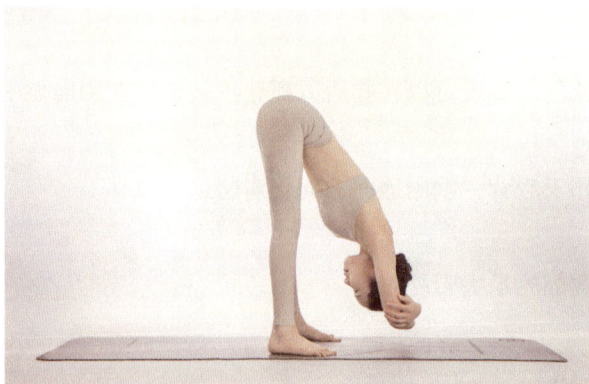

图 4-9-2　悬挂式

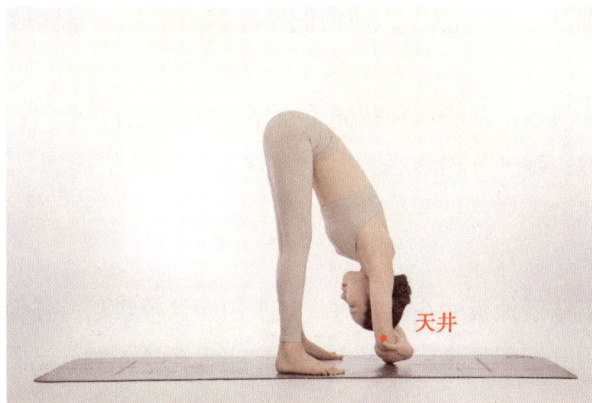

图 4-9-3　悬挂式：天井

第十节　鹿　式
Deer Pose

【动作】

1. 山式坐姿。

2. 屈右膝，将右脚跟抵住会阴处；屈左膝，左脚置于臀部外侧，双手置于体侧，目视前方或微闭双眼。

3. 保持 3 ～ 5 分钟，然后还原，换侧练习。

【呼吸】

保持自然呼吸。

【要点】

有意识地让两侧坐骨均匀着地。

【矫正】

1. 如果膝盖有问题，注意向外旋转髋关节，可以在膝盖下垫上长枕或毯子。

2. 向内旋转的髋部会让身体趋向另一侧，这需要将双脚向身体核心靠拢，或在臀部下方垫高，确保坐骨均匀受压。

【变体】

1. 柔韧性好的习练者可以移动双脚离骨盆远一些，以更好地开髋。

2. 鹿式扭转：在鹿式基础上，扭转躯干向后。

3. 鹿式前屈：身体向前向下，前额轻触地面，双手向前自然伸直。

4.动物放松功：扭转躯干，向前侧屈膝腿后前屈，双臂放于地面，额头触地。

5.动态鹿式流动：前侧屈膝腿侧手支撑于臀部后方，吸气，臀离地，推髋向前，双膝着地；呼气，回落。

6.仰卧鹿式。

【刺激经络】

当前腿牢牢贴紧地板或在扭转时，足少阳胆经被激活，任何会阴内侧的感觉都表明足厥阴肝经和足少阴肾经在获益；当大腿拉伸时，足阳明胃经和足太阴脾经被激活。

【按压穴位】

1.气海（CV 6）

定位：在下腹部，脐中下 1.5 寸（大约两横指处），前正中线上（图 4-10-1）。

功效：益气助阳，调经固经。

主治：①腹痛，泄泻，便秘，痢疾，奔豚，疝气。②遗尿，阳痿，遗精，闭经，痛经，崩漏，带下病，阴挺，疝气。③中风脱证，虚劳羸瘦。

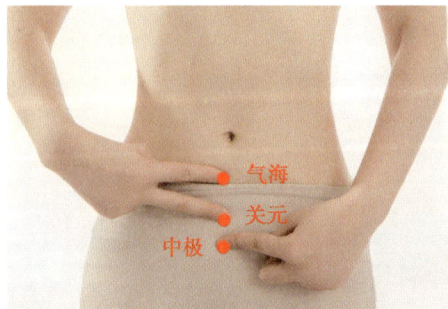

图 4-10-1　气海、关元、中极

2.关元（CV 4）

定位：在下腹部，脐中下 3 寸，前正中线上。简便取穴法：四指并拢，放在肚脐正下方，前正中线上可找到关元穴（图 4-10-1）。

功效：培元固本，补益下焦。

主治：①虚劳羸瘦，眩晕，中风脱证。②阳痿，遗精，早泄，月经不调，痛经，闭经，崩漏，带下病，不孕症，遗尿，小便频数，癃闭，疝气。③少腹疼痛，腹泻。

3. 中极（CV 3）

定位：在下腹部，脐中下 4 寸，前正中线上。简便取穴法：将耻骨和肚脐连线五等分，由下向上 1/5 处即为该穴（图 4-10-1）。

功效：助阳利水，调经止带。

主治：①癃闭，遗尿，尿频。②月经不调，带下病，痛经，闭经，崩漏，阴挺，遗精，阳痿，疝气。

【体式功效】

以开髋或平衡的方式旋转髋关节，包括向外侧（前腿）和向内侧（后腿），激活足少阳胆经，调理脏腑；拉伸大腿，激活足阳明胃经和足太阴脾经，改善消化功能并减少胀气；屈右膝，将右脚跟抵住会阴处，刺激肝经和肾经，通脉活络，养筋健骨，减少怀孕期间出现的腿部肿胀，帮助减轻更年期症状及治疗高血压和哮喘；同时通过按压气海、关元及中极穴，培元固本，温肾助阳，调经止带，可治疗中风脱证、虚劳羸瘦等元气虚损病证，月经不调、带下病、痛经等妇科病，遗精、阳痿等男科病，腹痛、腹泻等肠腑病证，以及少腹疼痛、疝气等。

【抵消体式】

因为这个体式可以向内侧和外侧旋转髋关节，最好的反体式就是练习另外一侧。

【体式示意图】

具体见图 4-10-2 ～图 4-10-6。

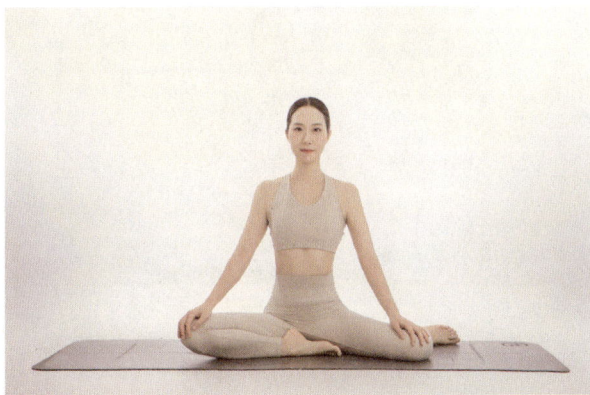

图 4-10-2　鹿式 1

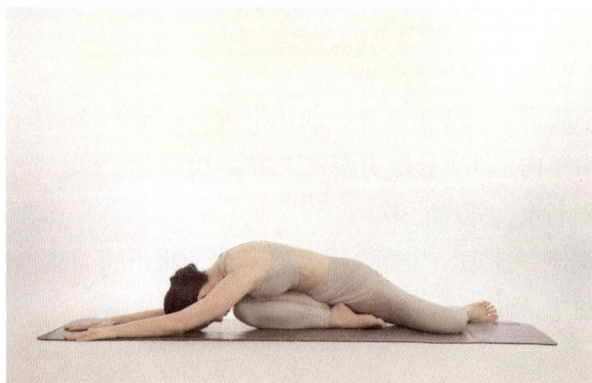

图 4-10-3　鹿式 2

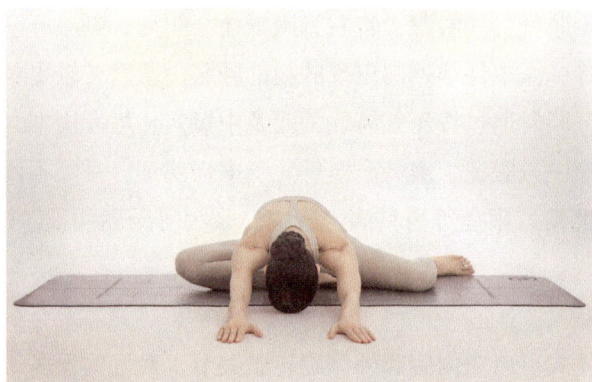

图 4-10-4　鹿式 3

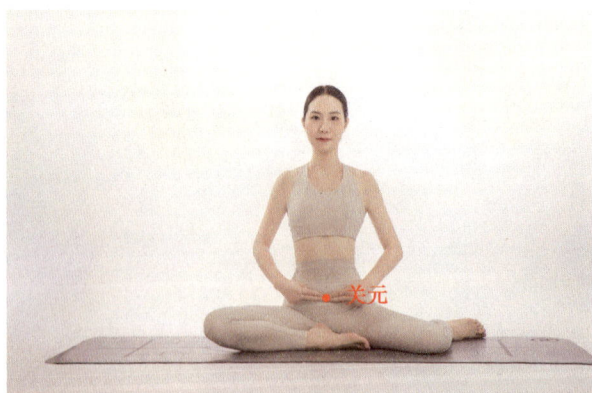

图 4-10-5　鹿式：关元

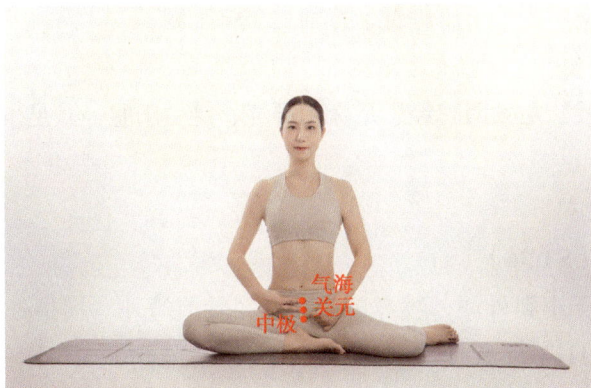

图 4-10-6　鹿式：气海、关元、中极

第十一节　龙 式 系 列
Dragons Pose

一、婴儿龙式

【动作】

1. 四足跪姿。

2. 右腿向前迈一大步，置于双手之间，左膝和左脚背着地，髋部前移下沉，脊柱自然延展，目视前下方。

3. 保持 3 ～ 5 分钟，然后还原，换侧练习。

【呼吸】

吸气时脊柱延展，呼气时髋部下沉。

【要点】

骨盆中正下沉，脊柱延展，前腿膝关节位于脚踝正上方，脚尖指向正前方。

【矫正】

1. 如果习练者身体僵硬，让前腿和后腿成 90°，重量更多放于前腿膝盖上。

2. 如果后方腿的膝关节不适或大腿前侧过紧，应在膝盖下方垫毛毯，或在小腿下垫上抱枕。

3. 如果后方腿脚踝不适，在脚踝下面垫上毯子，或在小腿胫骨下垫上抱枕，以抬高膝盖。

4.后方腿应牢牢地下压脚背，特别是小脚趾侧。

【刺激经络】

足阳明胃经、足太阴脾经、足厥阴肝经、足少阳胆经、足少阴肾经、足太阳膀胱经。

【按压穴位】

1.足三里（ST 36）

定位：位于小腿外侧，犊鼻下3寸，胫骨前嵴外一横指处，犊鼻与解溪连线上（图4-11-1）。简便取穴法：站位弯腰，同侧手虎口围住髌骨上外缘，余四指向下，中指指尖处即是。

功效：补中益气，健脾和胃，理气降逆，通经活血。

主治：①胃痛，呕吐，噎膈，腹胀，腹泻。②痢疾，便秘。③下肢痿痹，癫狂。④乳痈，肠痈，疲劳诸症。

2.昆仑（BL 60）

定位：位于踝区，外踝尖与跟腱之间的凹陷中（图4-11-2）。

功效：清热解毒，舒筋活络，安神理气。

主治：①后头痛，项强，目眩。②腰骶部疼痛，足踝疼痛。③癫痫，滞产。

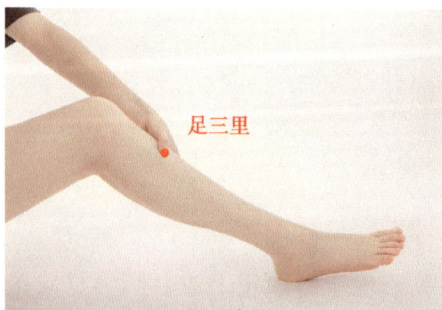

图4-11-1　足三里

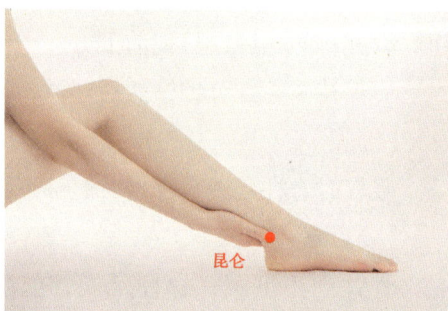

图4-11-2　昆仑

【体式功效】

伸展腹股沟和大腿前后侧肌肉，刺激足少阴肾经与足太阳膀胱经，促进骨盆区域血液循环，调节人体津液代谢，促进肾脏健康；伸展肩、背部，增强平衡感，刺激足阳明胃经、足太阴脾经、足厥阴肝经与足少阳胆经，和胃降逆，促进水湿运化；同时通过按压足三里穴和昆仑穴，舒筋活络，补中益气，治疗与脾胃有关的胃痛、腹胀、呕吐与腹泻，亦可舒缓足踝疼痛与腰骶部疼痛。

【抵消体式】

1.下犬式。短暂的下犬式是很舒适的，屈膝慢慢踩踏，抬起一侧脚后跟，并下压另一侧脚后跟，然后快速交换。在做另外一侧体式前，下犬式后连接婴儿式感觉会更好。

2.退龙式。双手支撑地面，重心后移，直至前方，腿自然伸直，后方腿垂直于地面，脊椎呈自然弧度向前向下延展。

【体式示意图】

具体见图4-11-3、图4-11-4和图4-11-5。

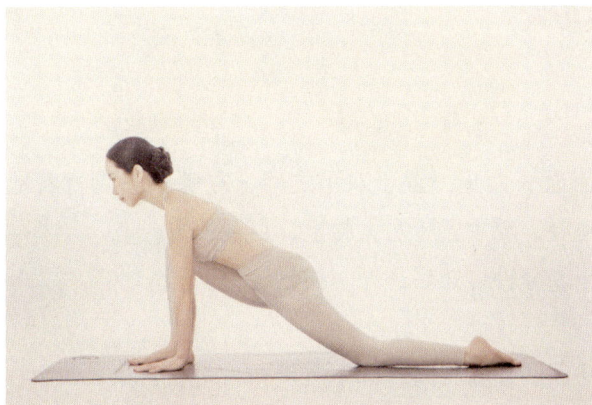

图4-11-3　婴儿龙式

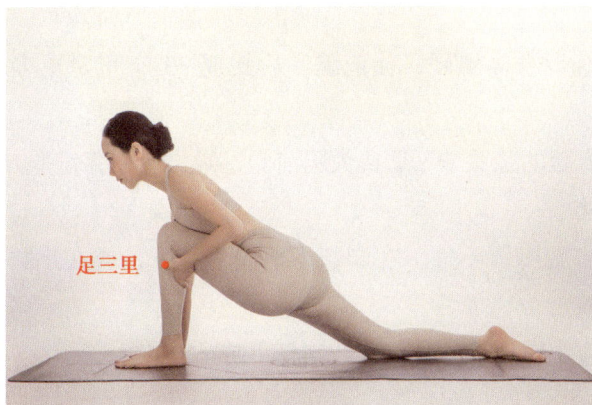

图4-11-4　婴儿龙式：足三里

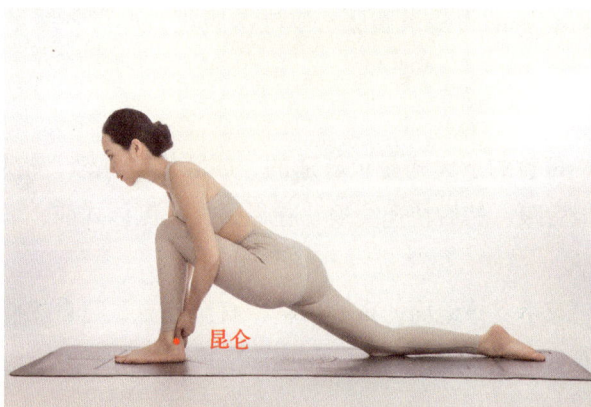

图 4-11-5　婴儿龙式：昆仑

二、高飞龙式

【动作】

1. 四足跪姿。

2. 右腿向前迈一大步，置于双手之间，左膝和左脚背着地，髋部前移下沉，脊柱向上延展，双手置于右大腿上，目视前方。

3. 保持 3 ~ 5 分钟，然后还原，换侧练习。

【呼吸】

吸气时脊柱延展，呼气时髋部下沉。

【要点】

骨盆中正下沉，脊柱延展，前腿膝关节位于脚踝正上方，脚尖指向正前方。

【矫正】

1. 如果习练者身体僵硬，让前腿和后腿成 90°，重量更多地放于前腿膝盖上。

2. 如果后方腿的膝关节不适或大腿前侧过紧，应在膝盖下方垫毛毯，或在小腿下垫上抱枕。

3. 如果后方腿脚踝不适，在脚踝下面垫上毯子，或在小腿胫骨下垫上抱枕，以抬高膝盖。

4. 后方腿应牢牢地下压脚背，特别是小脚趾侧。

【刺激经络】

足阳明胃经、足太阴脾经、足厥阴肝经、足少阳胆经、足少阴肾经、足太阳膀胱经。

【按压穴位】

1. 血海（SP 10）

定位：位于股前区，髌底内侧端上 2 寸，股内侧肌隆起处（图 4-11-6）。简便取穴法：以左手掌心按于右膝髌骨上缘，第 2 至第 5 指向上伸直，拇指与其他四指约成 45°斜置，拇指尖下是穴。

功效：调经统血，凉血止痒。

主治：①月经不调，痛经，闭经，功能失调性子宫出血。②荨麻疹、湿疹、神经性皮炎、皮肤瘙痒等血热性皮肤病。③膝关节疼痛，股内侧痛，下肢内侧痛。④睾丸炎。⑤贫血。

2. 梁丘（ST 34）

定位：梁丘穴位于股前外侧，髌底上 2 寸，股外侧肌与股直肌肌腱之间（图 4-11-7）。简便取穴法：伸展膝盖用力时，髌骨外上缘上方凹陷正中即是。

功效：理气和胃，消肿定痛。

主治：①胃痛，急性胃炎，胃痉挛。②膝肿痛，下肢不遂。③乳痈，乳痛。

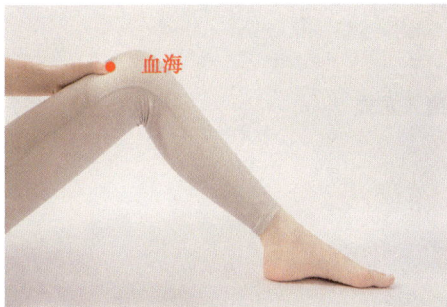
图 4-11-6　血海

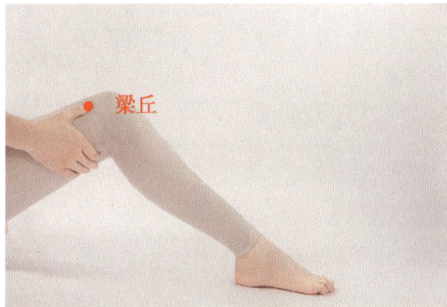
图 4-11-7　梁丘

【体式功效】

伸展后腿的髋屈肌和股四头肌，刺激足太阴脾经和足阳明胃经，升举阳气，健脾行气，利湿消肿；打开腹股沟位置，刺激足厥阴肝、足少阳胆、足少阴肾三经，固本培元，调摄气血；拉伸背部肌肉，刺激背部足太阳膀胱经，升补阳气，调理脏腑；同时通过按压血海和梁丘，统血调经，理气消肿，治疗女子月经不调、男子睾丸肿痛等生殖系统疾病，以及关节疼痛、下肢不遂等局部病证。

【抵消体式】

1.下犬式。短暂的下犬式是很舒适的，屈膝慢慢踩踏，抬起一侧脚后跟，并下压另一侧脚后跟，然后快速交换。在做另外一侧体式前，下犬式后连接婴儿式感觉会更好。

2.退龙式。双手支撑地面，重心后移，直至前方腿自然伸直，后方腿垂直于地面，脊椎呈自然弧度向前向下延展。

【体式示意图】

具体见图 4-11-8 和图 4-11-9。

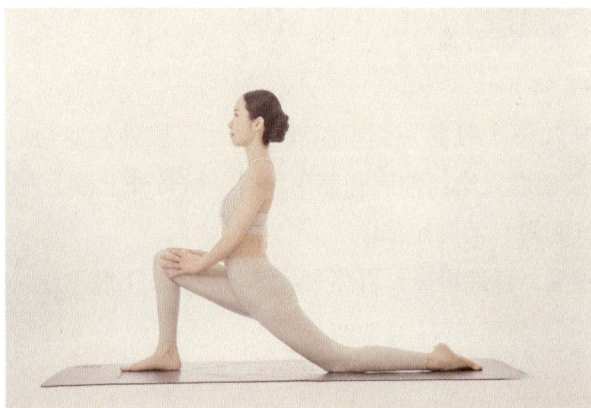

图 4-11-8　高飞龙式

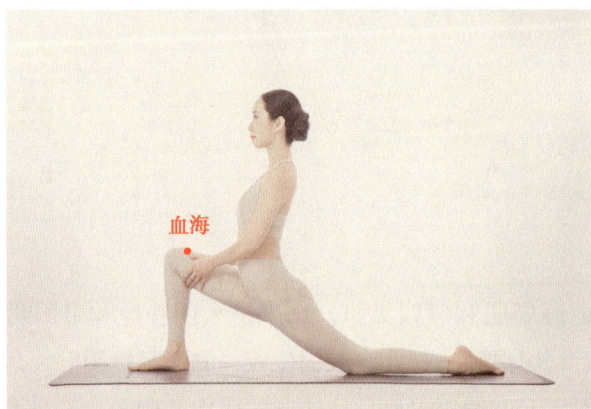

图 4-11-9　高飞龙式：血海（对侧手臂按压梁丘）

三、低飞龙式

【动作】

1. 四足跪姿。

2. 右腿向前迈一大步，置于右手外侧，双手肘贴地，左膝和左脚背着地，髋部前移下沉，脊柱自然延展，目视下方。

3. 保持 3 ～ 5 分钟，然后还原，换侧练习。

【呼吸】

吸气时脊柱延展，呼气时髋部下沉。

【要点】

骨盆中正下沉，脊柱延展，前腿膝关节不超过脚尖，与脚尖保持同方向。

【矫正】

1. 如果后方腿的膝关节不适或大腿前侧过紧，应在膝盖下方垫毛毯，或在小腿下垫上抱枕。

2. 如果髋过紧，双手前臂无法着地，应在双手前臂下方垫高。

3. 如果颈部容易紧张，可将前额轻触地面，或在前额下方放置砖头做依托。

4. 如果后方腿脚踝不适，在脚踝下面垫上毯子，或在小腿胫骨下垫上抱枕，以抬高膝盖。

5. 后方腿应牢牢地下压脚背，特别是小脚趾侧。

【变体】

双手掌根撑于肩膀正下方地面。

【刺激经络】

足阳明胃经、足太阴脾经、足厥阴肝经、足少阳胆经、足少阴肾经、足太阳膀胱经。

【按压穴位】

1. 合谷（LI 4）

定位：第 2 掌骨桡侧的中点处（图 4-11-10）。简便取穴法：拇、示两指张开，以另一手的拇指关节横纹放在虎口上，当虎口与第一、二掌骨结合部连线的中点。

功效：镇静止痛，通经活络，清热解表。

主治：①头痛，齿痛，咽喉肿痛，鼻衄，耳聋。②外感导致的恶寒发热，无汗或多汗。③滞产，闭经，痛经。④中风失语，上肢不遂。

2. 劳宫（PC 8）

定位：位于手掌心，在第二、三掌骨之间偏于第三掌骨处（图4-11-11）。简便取穴法：握拳屈指时中指尖点到处。

功效：清热开窍，宁心安神。

主治：①（急救）中风，昏迷，中暑，心绞痛。②口疮，口臭，鼻衄。③癫狂，痫证。

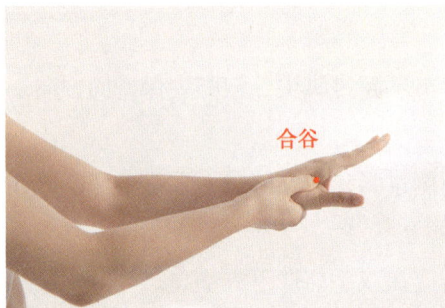

图 4-11-10　合谷

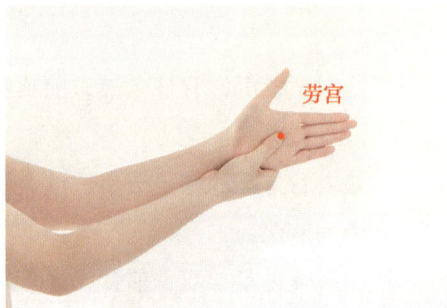

图 4-11-11　劳宫

【体式功效】

伸展腹股沟和大腿前后侧肌肉，刺激下肢内侧的足太阴脾经、足厥阴肝经、足少阴肾经，以及下肢外侧的足阳明胃经、足少阳胆经和足太阳膀胱经，促进骨盆区域血液循环；伸展肩、背部，刺激背部足太阳膀胱经，升补阳气，调理脏腑；通过按压合谷及劳宫穴，起到通经活络、镇静止痛、宁心安神的作用，可治疗头痛、齿痛、心绞痛、痛经、中暑等。

【抵消体式】

1. 下犬式。短暂的下犬式是很舒适的，屈膝慢慢踩踏，抬起一侧脚后跟，并下压另一侧脚后跟，然后快速交换。在做另外一侧体式前，下犬式后连接婴儿式感觉会更好。

2. 退龙式。双手支撑地面，重心后移，直至前方，腿自然伸直，后方腿垂直于地面，脊椎呈自然弧度向前向下延展。

【体式示意图】

具体见图4-11-12、图4-11-13和图4-11-14。

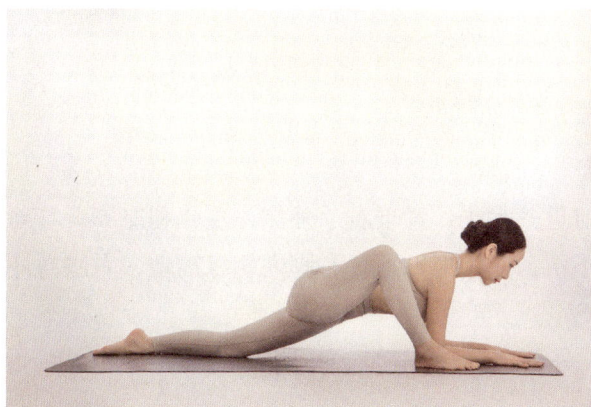

图 4-11-12　低飞龙式

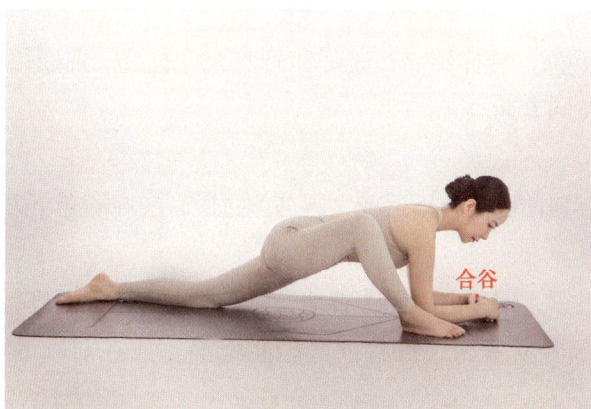

图 4-11-13　低飞龙式：合谷

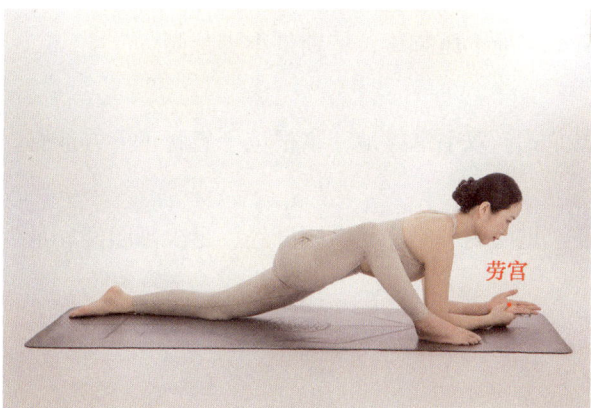

图 4-11-14　低飞龙式：劳宫

四、翼龙式

【动作】

1.四足跪姿。

2.右腿向前迈一大步，置于右手外侧，左膝和左脚背着地，脊柱自然延展，髋部前移下沉，双手肘贴地，右脚内侧缘离地，右膝向外打开至极限状态，目视下方。

3.保持3～5分钟，然后还原，换侧练习。

【呼吸】

吸气时脊柱延展，呼气时髋部下沉。

【要点】

骨盆中正下沉，脊柱延展，髋部和胸腔充分打开。前腿膝关节不超过脚尖，与脚尖保持同方向。

【矫正】

1.如果后方腿的膝关节不适或大腿前侧过紧，应在膝盖下方垫毛毯，或在小腿下垫上抱枕。

2.如果髋过紧，双手前臂无法着地，应在双手前臂下方垫高。

3.如果颈部容易紧张，可将前额轻触地面，或在前额下方放置砖头做依托。

4.如果后方腿脚踝不适，在脚踝下面垫上毯子，或在小腿胫骨下垫上抱枕，以抬高膝盖。

5.后方腿应牢牢地下压脚背，特别是小脚趾侧。

【变体】

双手支撑翼龙式：双手掌撑地，掌根位于肩膀正下方地面。

【刺激经络】

足阳明胃经、足太阴脾经、足厥阴肝经、足少阳胆经、足少阴肾经、足太阳膀胱经。

【按压穴位】

养老（SI 6）

定位：在前臂后区，腕背横纹上1寸，尺骨头桡侧凹陷中（图4-11-15）。

简便取穴法：在手腕背部小指的尺侧可摸到一凸起的高骨，沿此最高点向桡侧即大拇指的方向推，可触及一骨缝凹陷，即为本穴。

功效：清头明目，充养阳气，舒筋活络。

主治：①目视不明，头痛，面痛。②肩背肘臂酸痛，急性腰痛，项强。

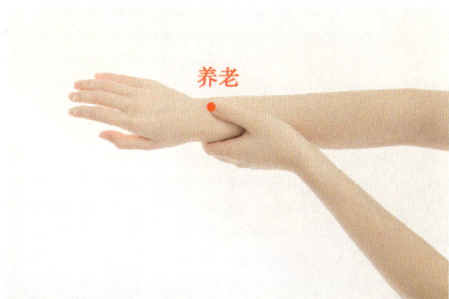

图 4-11-15　**养老**

【体式功效】

伸展腹股沟和大腿前后侧肌肉，刺激下肢内侧的足太阴脾经、足厥阴肝经、足少阴肾经，以及下肢外侧的足阳明胃经、足少阳胆经和足太阳膀胱经，促进骨盆区域血液循环；伸展肩、背部，刺激背部足太阳膀胱经，升补阳气，调理脏腑；通过按压养老穴，起到清头明目、充养阳气、舒筋活络的作用，可治疗目视不明、头痛、面痛、肩背肘臂酸痛等。

【抵消体式】

1. 下犬式。短暂的下犬式是很舒适的，屈膝慢慢踩踏，抬起一侧脚后跟，并下压另一侧脚后跟，然后快速交换。在做另外一侧体式前，下犬式后连接婴儿式感觉会更好。

2. 退龙式。双手支撑地面，重心后移，直至前方，腿自然伸直，后方腿垂直于地面，脊椎呈自然弧度向前向下延展。

【体式示意图】

具体见图 4-11-16 和图 4-11-17。

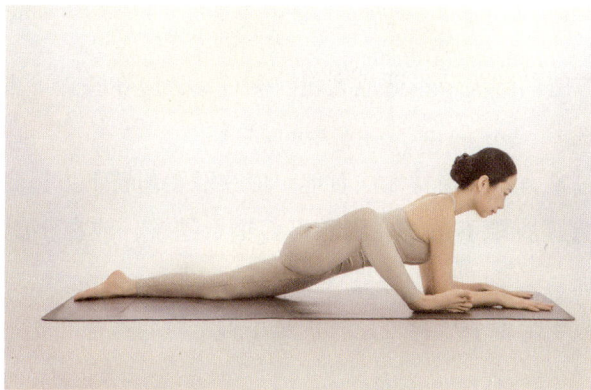

图 4-11-16　**翼龙式**

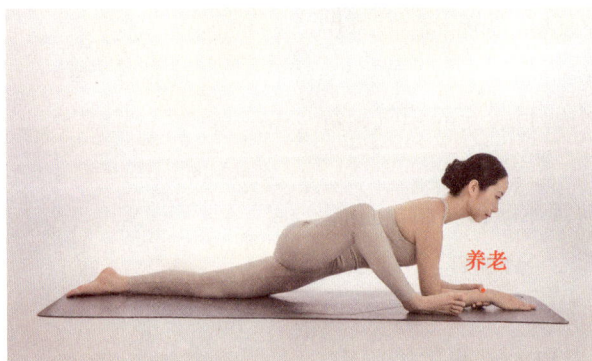

图 4-11-17　翼龙式：养老

五、扭转龙式

【动作】

1. 四足跪姿。

2. 右腿向前迈一大步，置于右手外侧，左膝和左脚背着地，脊柱自然延展，髋部前移下沉，左手肘贴地，右手推右膝向外的同时，扭转脊柱向右上方，右脚内侧缘离地，目视右后方。

3. 保持 3 ～ 5 分钟，然后还原，换侧练习。

【呼吸】

吸气时脊柱延展，呼气时髋部下沉，脊柱扭转。

【要点】

骨盆中正下沉，脊柱延展，髋部和胸腔充分打开。前腿膝关节不超过脚尖，与脚尖保持同方向。

【矫正】

1. 如果后方腿的膝关节不适或大腿前侧过紧，应在膝盖下方垫毛毯，或在小腿下垫上抱枕。

2. 如果髋过紧，双手前臂无法着地，应在双手前臂下方垫高。

3. 如果后方腿脚踝不适，在脚踝下面垫上毯子，或在小腿胫骨下垫上抱枕，以抬高膝盖。

4. 后方腿应牢牢地下压脚背，特别是小脚趾侧。

【变体】

1. 支撑手手掌撑地，掌根置于肩膀正下方地面。

2. 屈后方腿，非支撑手向后抓住后方腿的脚背，并拉向臀部方向。

【刺激经络】

足阳明胃经、足太阴脾经、足厥阴肝经、足少阳胆经、足少阴肾经、足太阳膀胱经。

【按压穴位】

1. 阴陵泉（SP 9）

定位：位于小腿内侧，胫骨内侧髁下缘与胫骨内侧缘之间的凹陷中（图 4-11-18）。简便取穴法：用手指沿着胫骨内缘自下而上，往上推去，在膝关节下方拐弯处可触及一凹陷，即为阴陵泉穴。取穴成功后按压有酸胀感。

功效：健脾渗湿，益肾固精。

主治：①腹胀，泄泻，急慢性肠炎，细菌性痢疾。②膝痛，膝关节及周围组织疾患。③小便不利或失禁，尿潴留，尿路感染。④水肿，黄疸，中风，腹膜炎，肩周炎。⑤带下病，阴挺，阴道炎。

2. 血海（SP 10）

定位：位于股前区，髌底内侧端上 2 寸，股内侧肌隆起处（图 4-11-19）。简便取穴法：以左手掌心按于右膝髌骨上缘，第 2 至第 5 指向上伸直，拇指与其他四指约成 45°斜置，拇指尖下是穴。

功效：调经统血，凉血止痒。

主治：①月经不调，痛经，闭经，功能失调性子宫出血。②荨麻疹、湿疹、神经性皮炎、皮肤瘙痒等血热性皮肤病。③膝关节疼痛，股内侧痛，下肢内侧痛。④睾丸炎。⑤贫血。

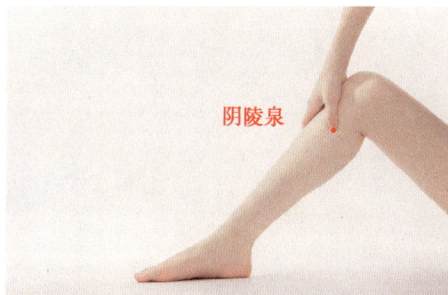

图 4-11-18　阴陵泉

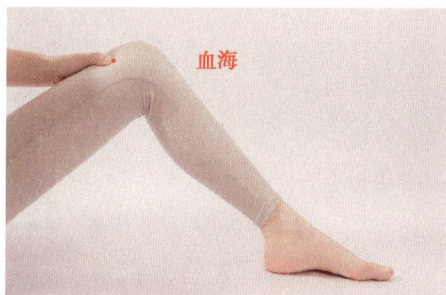

图 4-11-19　血海

【体式功效】

深入打开关节窝，刺激足太阳膀胱经，升阳排毒，调理脏腑；打开髋部，有效地拉伸和刺激足少阴肾经、足少阳胆经及足阳明胃经，统摄气血，利水渗湿，固本培元；通过按压阴陵泉和血海，可以治疗腹胀泄泻、胃肠炎等肠道疾病，小便不利、生殖器官肿痛等泌尿生殖系统疾病，以及膝关节疼痛、肩周炎等局部关节病痛。

【抵消体式】

1.下犬式。短暂的下犬式是很舒适的，屈膝慢慢踩踏，抬起一侧脚后跟，并下压另一侧脚后跟，然后快速交换。在做另外一侧体式前，下犬式后连接婴儿式感觉会更好。

2.退龙式。双手支撑地面，重心后移，直至前方，腿自然伸直，后方腿垂直于地面，脊椎呈自然弧度向前向下延展。

【体式示意图】

具体见图 4-11-20、图 4-11-21 和图 4-11-22。

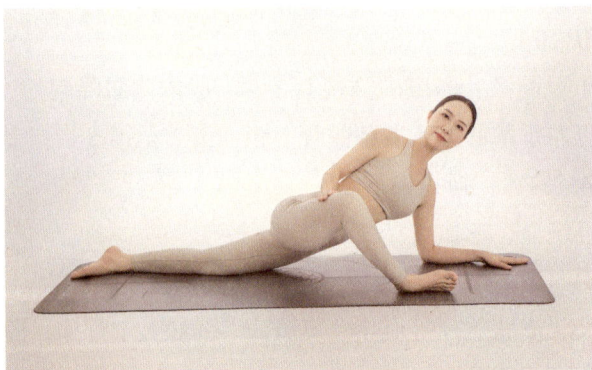

图 4-11-20　扭转龙式

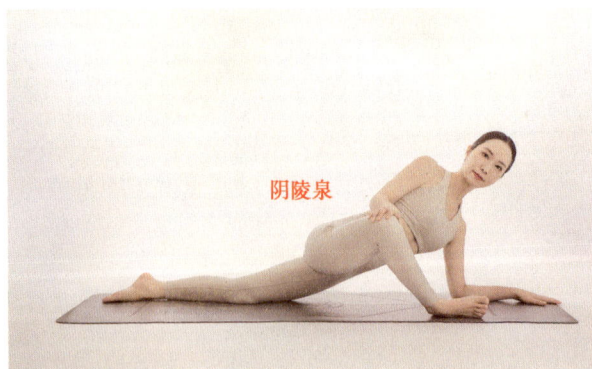

图 4-11-21　扭转龙式：阴陵泉

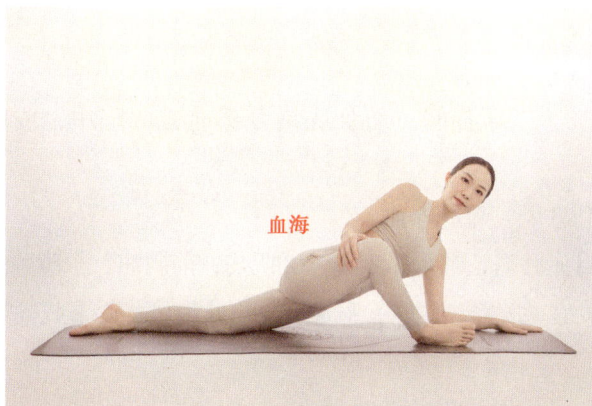

血海

图 4-11-22 扭转龙式：血海

六、大跨步龙式

【动作】

1. 四足跪姿。

2. 右腿向前迈一大步，置于双手之间，左膝和左脚背着地，髋部前移下沉，让右膝盖最大程度向前，直到脚跟刚要抬离地面，卷曲脊背，目视下方。

3. 保持 3 ~ 5 分钟，然后还原，换侧练习。

【呼吸】

吸气时脊柱延展，呼气时髋部下沉。

【要点】

骨盆中正下沉，前侧脚尖指向正前方，后侧脚背有力推地。膝关节有问题者慎练。

【矫正】

1. 如果后方腿的膝关节不适或大腿前侧过紧，应在膝盖下方垫毛毯，或在小腿下垫上抱枕。

2. 如果后方腿脚踝不适，在脚踝下面垫上毯子，或在小腿胫骨下垫上抱枕，以抬高膝盖。

3. 后方腿应牢牢地下压脚背，特别是小脚趾侧。

【刺激经络】

足阳明胃经、足太阴脾经、足厥阴肝经、足少阳胆经、足少阴肾经、足太阳膀胱经。

【按压穴位】

太冲（LR 3）

定位：第一、二跖骨间，跖骨底结合部前方凹陷中，或触及动脉搏动（图4-11-23）。

功效：平肝息风，疏肝养血。

主治：①目赤肿痛，咽干，咽痛。②阴疝，前阴痛，少腹肿，遗尿，癃闭，月经不调。③黄疸，胁痛，腹胀，呕逆。④小儿惊风。⑤下肢痿痹，足跗肿痛。

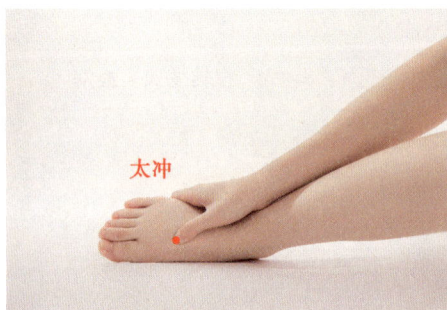

图4-11-23　太冲

【体式功效】

舒展脚踝后侧，刺激足少阴肾经、足太阳膀胱经，清风散热，明目通窍；伸展腹股沟，促进骨盆区域血液循环，刺激足厥阴肝经，通利下焦；伸展大腿前后侧肌肉，刺激足阳明胃经、足太阴脾经、足少阳胆经，清热化湿，健脾理气；伸展肩、背部，增强平衡感，刺激足太阳膀胱经，祛风通络。按压太冲穴，具有平肝息风、疏肝养血的功效，可治疗女子月经不调，上腹部胁痛、腹胀等症状。

【抵消体式】

1. 下犬式。短暂的下犬式是很舒适的，屈膝慢慢踩踏，抬起一侧脚后跟，并下压另一侧脚后跟，然后快速交换。在做另外一侧体式前，下犬式后连接婴儿式感觉会更好。

2. 退龙式。双手支撑地面，重心后移，直至前方，腿自然伸直，后方腿垂直于地面，脊椎呈自然弧度向前向下延展。

【体式示意图】

具体见图4-11-24和图4-11-25。

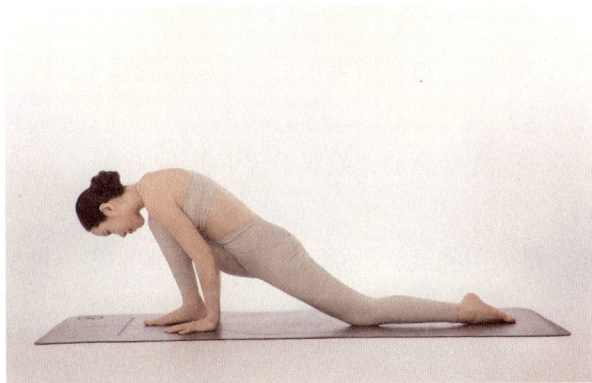

图 4-11-24　大跨步龙式

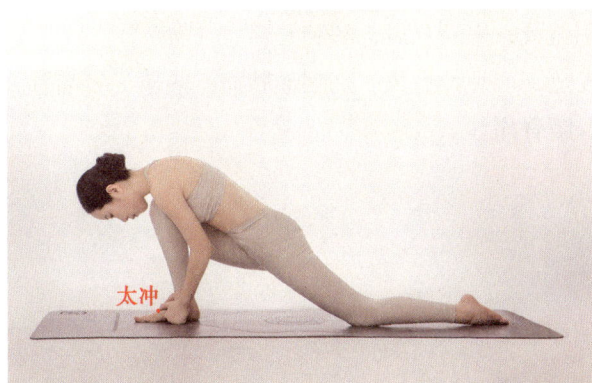

图 4-11-25　大跨步龙式：太冲

七、劈腿龙式

【动作】

1. 四足跪姿。

2. 右腿向前迈一大步，置于双手之间，左膝和左脚背着地，髋部前移下沉，左腿保持原姿势不动，右脚跟向前滑动至臀部落地，躯干直立，双手撑于臀部两侧；或上身折叠向前，双手置于右腿旁侧。

3. 保持 3 ~ 5 分钟，然后还原，换侧练习。

【呼吸】

吸气时脊柱延展，呼气时髋部下沉。

【要点】

骨盆中正，后侧腿伸直贴地，前侧脚尖自然放松。

【矫正】

如果髋或腿后侧过紧，可在两臀正下方垫高，或双手撑砖于骨盆两侧。

【变体】

躯干直立，双手合十于胸前，或双手合十于头顶。

【刺激经络】

足阳明胃经、足太阴脾经、足厥阴肝经、足少阳胆经、足少阴肾经、足太阳膀胱经。

【按压穴位】

涌泉（KI 1）

定位：屈足卷趾时足心最凹陷中（图 4-11-26）。

功效：滋阴益肾，平肝息风，醒脑开窍。

主治：①发热，心烦，惊风。②咽喉肿痛，咳嗽，气喘。③便秘，小便不利。④足心热，腰脊痛。

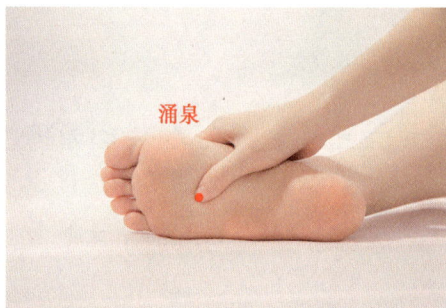

图 4-11-26　涌泉

【体式功效】

拉伸下肢肌肉，刺激足阳明胃经、足太阴脾经、足厥阴肝经、足少阳胆经、足少阴肾经、足太阳膀胱经，滋阴益肾；同时促进髋部与腿部血液循环。按压涌泉穴，可以平肝息风，醒脑开窍，对治疗心烦、惊风、足心热、腰脊痛等症状有明显的效果。

【抵消体式】

1.下犬式。短暂的下犬式练习很舒适，屈膝慢慢踩踏，抬起一侧脚后跟，并下压另一侧脚后跟，然后快速交换。在做另一侧体式前，下犬式后衔接婴儿式感觉会更好。

2. 退龙式。双手支撑地面，重心后移，直至前方，腿自然伸直，后方腿垂直于地面，脊椎呈自然弧度向前向下延展。

【体式示意图】

具体见图 4-11-27 和图 4-11-28。

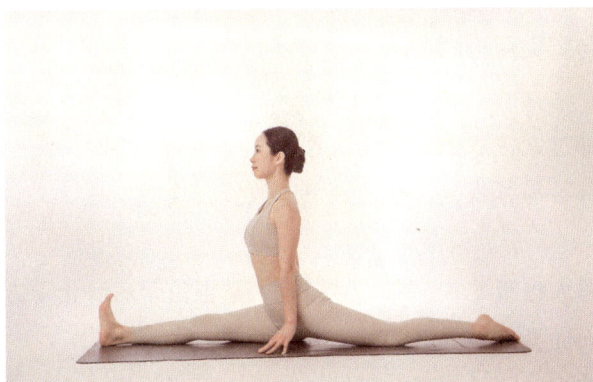

图 4-11-27　劈腿龙式

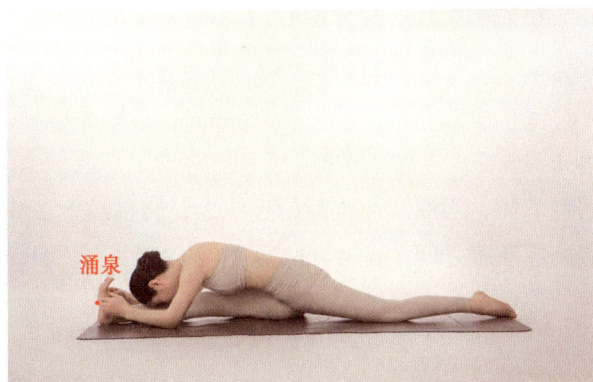

图 4-11-28　劈腿龙式：涌泉

八、火呼吸龙式

【动作】

1. 四足跪姿。

2. 右腿向前迈一大步，置于右手外侧，左脚前脚掌踩地，左膝离地，脊柱自然延展，髋部前移下沉，双手肘贴地，右脚踩实地面；或右脚内侧缘离地，右膝向外打开至最大幅度，目视下方。

3.保持 3～5 分钟，然后还原，换侧练习。

【呼吸】

吸气时脊柱延展，呼气时髋部下沉，配合脊柱扭转。

【要点】

骨盆中正下沉，脊柱延展，后方脚后跟往后用力伸展腿部。前腿膝关节不超过脚尖，且与脚尖保持同方向。

【矫正】

1.如果髋部过紧，双手前臂无法着地，应在下方垫高。

2.如果颈部容易紧张，可在前额下方放置砖块做依托。

【变体】

1.双手支撑火呼吸龙式：双手掌撑地，掌根位于肩膀正下方地面。

2.双手向前伸直撑地。

3.屈膝侧的手臂穿过膝窝，与另一侧手在后背相扣。

【刺激经络】

足阳明胃经、足太阴脾经、足厥阴肝经、足少阳胆经、足少阴肾经、足太阳膀胱经。

【按压穴位】

内关（PC 6）

定位：在前臂掌侧，当曲泽与大陵的连线上，腕横纹上 2 寸（约三横指），掌长肌腱与桡侧腕屈肌腱之间（图 4-11-29）。

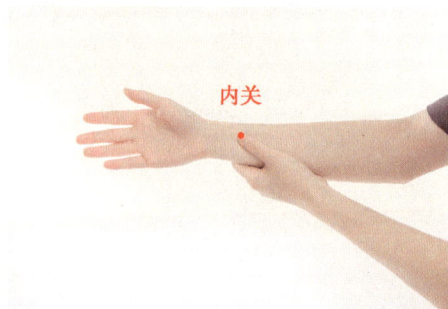

图 4-11-29　内关

功效：宁心安神，理气和胃，舒筋活络。

主治：①心悸，心胸胁痛。②休克，无脉症，心动过速或过缓，心律不齐。③胃痛呕吐，呃逆。④失眠，癫狂，痫证，郁证，偏头痛。⑤中风偏瘫，肘臂挛痛。⑥热病，疟疾。

【体式功效】

伸展后腿的髋屈肌和股四头肌，刺激足阳明胃经和足太阳膀胱经，升举阳气，健脾行气，解毒通络；可打开腹股沟，同时刺激足少阴肾经、足厥阴肝经等经络，固本培元，调摄气血；通过按压内关穴，可起到宁心安神、理气和胃、舒筋活络的作用，治疗心悸、心胸胁痛、胃痛呕吐、呃逆、失眠、臂痛等症状。

【抵消体式】

1.下犬式。短暂的下犬式练习很舒适，屈膝慢慢踩踏，抬起一侧脚后跟，并下压另一侧脚后跟，然后快速交换。做另一侧体式前，下犬式后衔接婴儿式感觉更佳。

2.退龙式。双手支撑地面，重心后移，直至前方，腿自然伸直，后方腿垂直于地面，脊椎呈自然弧度向前向下延展。

【体式示意图】

具体见图 4-11-30 和图 4-11-31。

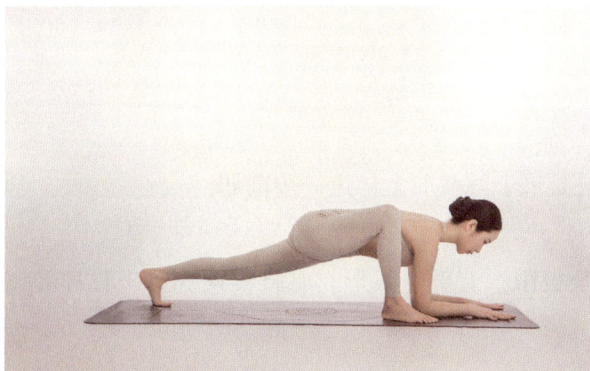

图 4-11-30 火呼吸龙式

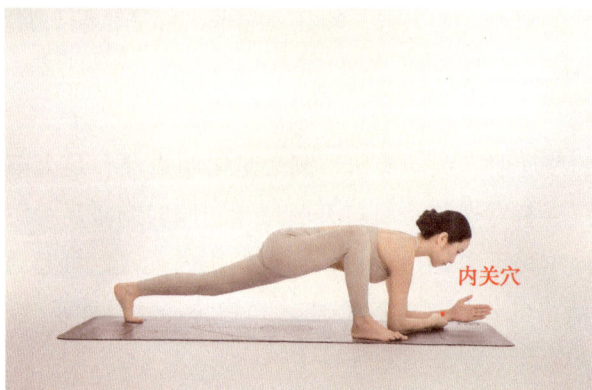

图 4-11-31　火呼吸龙式：内关

第十二节 蜻 蜓 式
Dragonfly Pose

【动作】

1. 山式坐姿。

2. 双腿向两侧打开，卷曲背部，躯干前屈，直至前额、双臂贴地，脚尖自然放松。

3. 保持 3 ～ 5 分钟，然后还原。

【呼吸】

吸气时脊柱延展，呼气时上体进一步前屈。

【要点】

双脚分开至极限，背部呈弧形。有腰椎疾病和坐骨神经痛者不宜练习该体式。

【矫正】

1. 若习练者骨盆无法中立，可在臀部下方垫高，使膝盖低于臀部，保持骨盆中立。

2. 若习练者膝盖内侧有损伤或问题，应减小双腿分开角度，或收紧股四头肌提髌骨向上，以保护膝盖。

3. 上半身前屈时腿后侧紧张者，可微屈膝或在躯干下方垫抱枕。

【变体】

1. 可将双手穿过膝窝向后，或双手抓握双脚。

2. 可扭转躯干向一侧前屈，手臂放松，置于腿的两侧。

【刺激经络】

腿后侧和后背的足太阳膀胱经，经过会阴的足厥阴肝经和足少阴肾经，经过膝盖内侧的足太阴脾经。扭转变式会刺激沿上身旁侧的足少阳胆经。

【按压穴位】

1. 太阳（EX-HN 5）

定位：在头部，眉梢与目外眦之间，向后约一横指的凹陷处（图4-12-1）。

功效：镇惊止眩，清热祛风，解痉止痛。

主治：①头痛，齿痛，面痛。②目疾。

2. 耳门（TE 21）

定位：在耳区，耳屏上切迹与下颌骨髁突之间的凹陷中（图4-12-2）。

取法：微张口，耳屏上切迹前的凹陷中，听宫直上。

功效：聪耳消肿，通窍活络。

主治：①耳鸣，耳聋，聤耳。②齿痛。

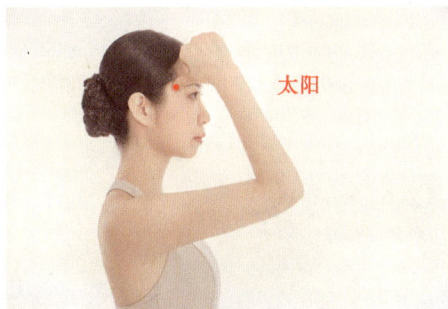

图4-12-1　太阳

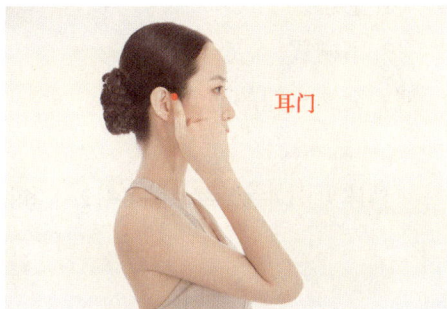

图4-12-2　耳门

3. 翳风（TE 17）

定位：在颈部，耳垂后方，乳突下端前方凹陷中（图4-12-3）。简便取穴法：头偏向一侧，将耳垂下压，所覆盖范围中的凹陷处即是翳风穴。

功效：疏散风热，聪耳通窍。

主治：①耳鸣，耳聋，聤耳。②口㖞，牙关紧闭，齿痛，呃逆，瘰疬，颊肿。

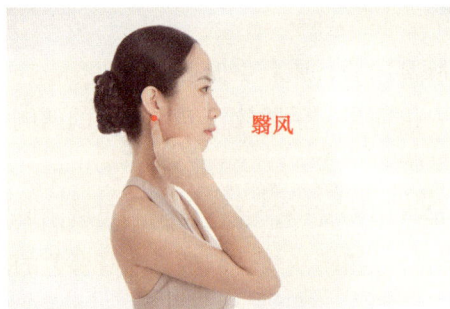

图 4-12-3　翳风

【体式功效】

拉伸手臂肌肉，刺激手少阳三焦经，配合太阳、耳门和翳风穴可醒脑开窍，治疗头痛、耳鸣等头面部五官疾病，缓解黄疸、口苦等热病。双腿打开，灵活髋关节，拉伸腿部肌群，可刺激足太阳膀胱经，缓解头、目痛及臀部等下肢后侧疼痛；同时刺激足太阴脾经，可治疗脾胃病及月经不调、崩漏等前阴病，促进骨盆区域血液循环。上身扭转时，牵拉身侧肌肉，刺激足少阳胆经，有利于治疗头面部五官疾病，减轻神志病症状，缓解热病。

【抵消体式】

1. 动态桌子式。

2. 雨刷式。

3. 交叉双腿的坐立前屈。

【体式示意图】

具体见图 4-12-4、图 4-12-5 和图 4-12-6。

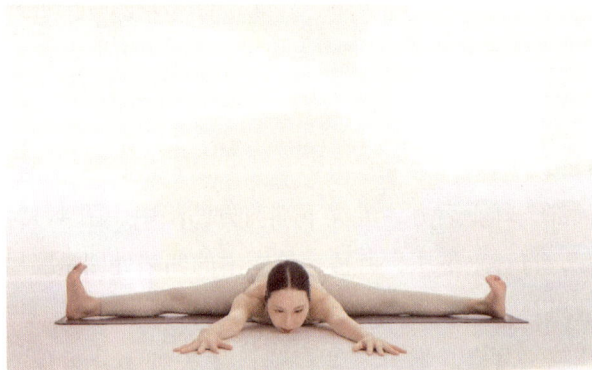

图 4-12-4　蜻蜓式

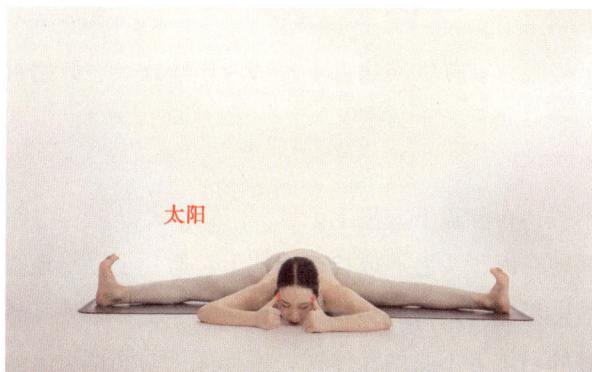

图 4-12-5　蜻蜓式：太阳

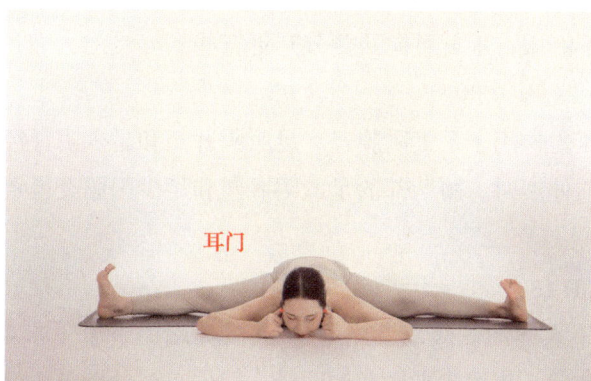

图 4-12-6　蜻蜓式：耳门

第十三节　蛙　式
Frog Pose

【动作】

1. 金刚坐。

2. 双手撑于膝盖前侧地面，重心前移，臀部离开脚后跟，双膝向两侧打开至最大程度，双小腿分开与双大腿成 90°，臀部和双膝在同一水平线上。躯干、双臂、前额轻触地面。

3. 保持 3 ～ 5 分钟，然后还原。

【呼吸】

吸气时脊柱延展，呼气时上体前屈，沉髋向下。

【要点】

双膝分开至极限，有腰椎疾病者不宜练习该体式。一开始可做蝌蚪式，再进入全蛙式。

【矫正】

1.若膝盖不适，在膝盖下方垫上毛毯。

2.若颈部僵硬，以额头触地或枕在抱枕上，避免下巴触地。

3.刚吃完饭可手肘撑地做此体式，勿让胃部压地板，使其悬垂以助消化。

4.柔韧性好的习练者不必加深体式，增加保持时间即可。

5.臀部和膝盖在同一水平线时重力效果最佳，可通过前后移动臀部，避免髋部伸展疼痛，或在躯干下方置抱枕。

6.若肩膀不舒服，手臂可向两侧分开更宽些。

【刺激经络】

1.腿内侧压力作用于足太阴脾经、足厥阴肝经和足少阴肾经。

2.手臂向前伸展时，胁肋部的足厥阴肝经和足少阳胆经得到刺激。

【按压穴位】

1.章门（LR 13）

定位：位于人体的侧腹部，当第11肋游离端的下方（图4-13-1）。简便取穴法：上屈前臂，用肘尖夹紧两侧肋骨，肘尖正对处即是章门。

功效：疏肝健脾，理气散结，清利湿热。

主治：①腹痛，腹胀，泄泻。②胁痛，痞块。③消化不良，小儿疳积。

2.带脉（GB 26）

定位：位于侧腹部，第11肋骨游离端垂线与脐水平线的交点上（图4-13-2）。

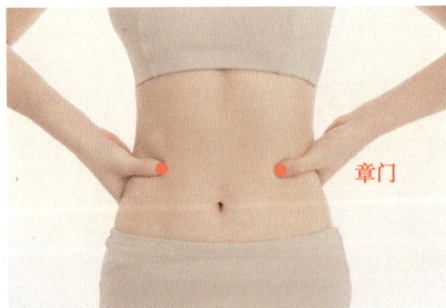

图 4-13-1　章门

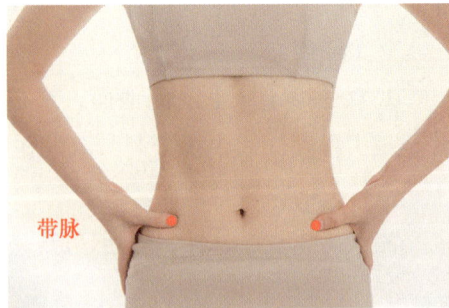

图 4-13-2　带脉

功效：调经止带，益肾强腰。

主治：①月经不调、闭经、赤白带下等妇科病。②疝气。③腰痛，胁痛。

【体式功效】

深度打开髋部，尤其是大腿的内收肌，能使腿内侧的压力作用于足太阴脾经、手太阴肺经和足少阴肾经，促进消化，减缓痛经；手臂向前伸展时，胁肋部的足厥阴肝经和足少阳胆经得到刺激，能祛风除湿，清热解毒；通过推胁肋部，刺激章门穴和带脉穴，起到舒缓情绪、疏肝健脾、调经止带的作用，能够治疗消化不良、腹胀等消化系统疾病，还能调理月经不调、闭经等妇科病。

【抵消体式】

1. 婴儿式。

2. 仰卧摇摆式。

3. 动态雨刷式。

【变体】

1. 蝌蚪式：从婴儿式开始，分开双膝，臀部不离脚后跟（图4-13-3）。

2. 半蛙式：臀部离开脚后跟，至与膝盖在一条直线，双脚心相对（图4-13-4）。

3. 单侧蛙式：俯卧位进入，一侧腿伸直，一侧腿呈蛙式腿。

【体式示意图】

具体见图4-13-3～图4-13-7。

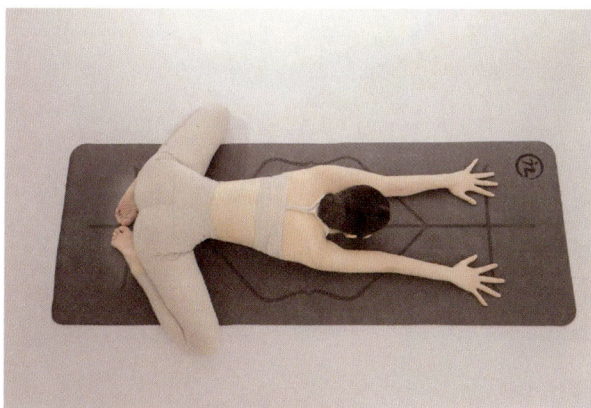

图4-13-3　蝌蚪式

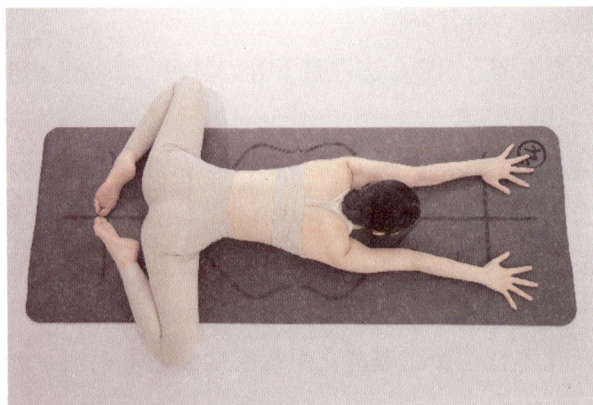

图 4-13-4　半蛙式

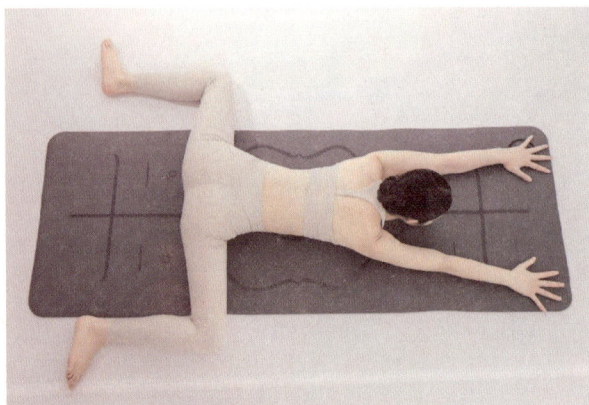

图 4-13-5　蛙式

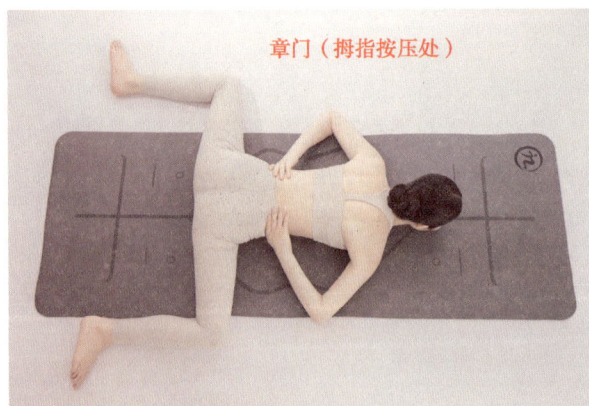

章门（拇指按压处）

图 4-13-6　蛙式：章门

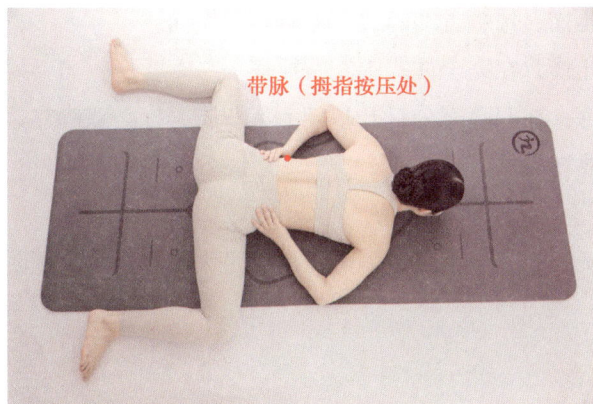

图 4-13-7　蛙式：带脉

第十四节　快乐婴儿式
Happy Baby Pose

【动作】

1. 仰卧。

2. 屈双膝离地，双手从双腿内侧抓住两脚外侧缘，双膝充分打开，双手、双肩用力，将双膝向下拉至自己的极限状态。

3. 保持 3 ~ 5 分钟，然后还原。

【呼吸】

吸气时准备，呼气时下拉双腿。

【要点】

沉肩沉背，双膝尽可能去向地面。要求手臂用力下拉双腿，而不只是让重力起作用。有严重高血压者不宜练习此体式。

【矫正】

1. 如果脖子紧张或习惯性仰头，需在头部下方垫高。

2. 与阳瑜伽不同，可让尾骨卷起，以减少下背部压力。

3. 若双手抓脚困难或双肩易紧张，可双手抓住小腿或大腿以保持姿势。

4. 若腿后侧很紧，可用瑜伽带辅助拉脚。

【变体】

1. 半快乐婴儿式，一次抬起一条腿，像倒转过来的起跑式。

2. 靠墙婴儿式，像躺着的蹲式，但脚贴向墙面。

3. 摇摆婴儿式，在完全体式中左右摇摆。

4. 进阶训练：在双膝充分打开基础上，双脚并拢，双脚靠近会阴，脚趾靠近鼻尖，双脚放在头后。

【刺激经络】

足太阳膀胱经；刺激大腿内侧可作用于足太阴脾经、足厥阴肝经和足少阴肾经。

【按压穴位】

涌泉（KI 1）

定位：屈足卷趾时足心最凹陷中（图 4-14-1）。

功效：滋阴益肾，平肝息风，醒脑开窍。

主治：①发热，心烦，惊风。②咽喉肿痛，咳嗽，气喘。③便秘，小便不利。④足心热，腰脊痛。

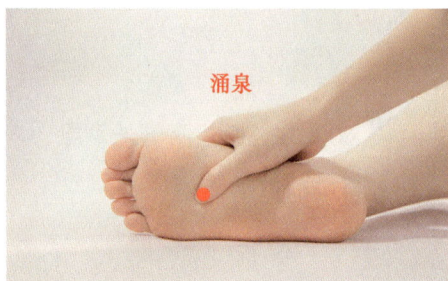

图 4-14-1　涌泉

【体式功效】

深度打开髋部，使大腿内侧得到刺激，并作用于足太阴脾经、足厥阴肝经和足少阴肾经，舒筋通络；放松骶骨，刺激足太阳膀胱经，强健腰膝，疏调下焦；深度挤压胃脏，刺激足少阴肾经和足太阴脾经，益肾助阳。按压涌泉穴，有滋阴益肾、平肝息风之功，可治疗二便不利，缓解腰脊部疼痛。

【抵消体式】

1. 低位眼镜蛇式。

2. 海豹式。

【体式示意图】

具体见图 4-12-2 和图 4-12-3。

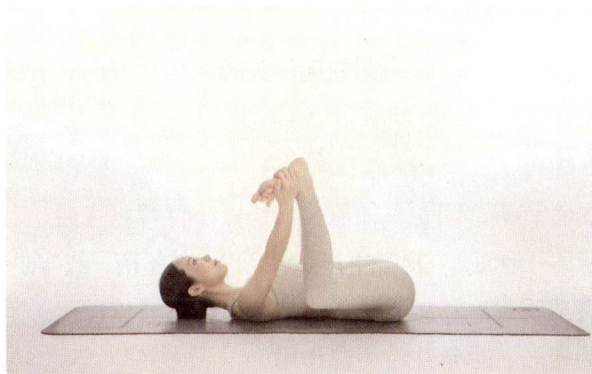

图 4-14-2　快乐婴儿式

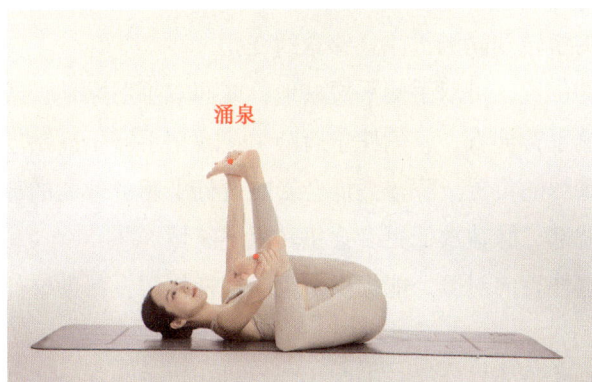

图 4-14-3　快乐婴儿式：涌泉

第十五节　仰卧扭转式
Reclining Twist Pose

【动作】

1.仰卧。

2.两臂侧平展，掌心向上或向下置于地面。屈右膝，右脚置于左大腿上，脚尖与左膝对齐。微屈左膝的同时，右膝带动脊柱转向左侧贴地，左手置于右膝外侧帮助扭转，头部转向右侧，双肩尽量下沉，目视右方。

3.保持3～5分钟，然后还原，换侧练习。

【呼吸】

吸气时准备，呼气时扭转。

【要点】

双肩不离开地面，屈膝腿内侧贴地，头转向相反方向。有腰椎疾病者需谨慎练习。

【矫正】

1. 如果习练者有肩部问题，如肩袖损伤，手臂可以弯曲。

2. 如果肩膀离开地面，在膝盖下垫高，帮助身体平衡，或弯曲手臂帮助沉肩。

3. 如果手臂或手发麻，将其放低一些，以让血液流通。

4. 不要用力扭转，尽量让重力起作用。

【变体】

1. 屈双膝离地扭转。

2. 可以把头扭转到同侧，注意感觉的变化。

3. 变化手的位置。可双手侧平展贴地；或屈双手肘贴地；或双手相扣枕于后脑勺；或一侧手臂伸直，一侧枕于后脑勺；或把手臂抬高贴近耳朵。

4. 变换屈膝腿的位置。膝盖高低会影响脊柱上感觉伸展的部位。膝盖抬高更多会扭转上背部，膝盖放低更多会扭转骶尾区域。

5. 将上方腿伸直向对侧，能提供最大的杠杆作用，帮助臀部完全转过来。

【刺激经络】

脊柱扭转刺激沿着脊柱的足太阳膀胱经；如果手臂高过头部，手臂上的三条经络会受到刺激——手少阴心经、手太阴肺经和手太阳小肠经；扭转有助于挤压胃部，同时刺激足少阳胆经。

【按压穴位】

1. 天枢（对侧）（ST 25）

定位：在腹部，横平脐中，前正中线旁开 2 寸（图 4-15-1）。简便取穴法：可以并拢三指，肚脐向左右三指宽的地方即为天枢穴。

功效：健脾和胃，调经导滞。

主治：①腹胀肠鸣，绕脐腹痛，便秘，泄泻，痢疾。②癥瘕，月经不调，痛经。

2. 归来（ST 29）

定位：在下腹部，脐中下 4 寸，前正中线旁开 2 寸（图 4-15-2）。

功效：调经止带，理气止痛。

主治：①腹痛，疝气，奔豚。②闭经，月经不调，阴挺，带下病。

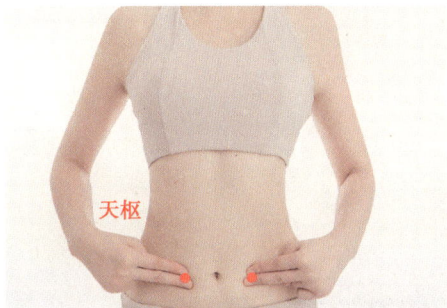

图 4-15-1　天枢

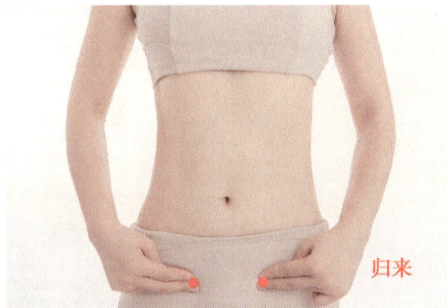

图 4-15-2　归来

【体式功效】

　　扭转脊柱，刺激沿着脊柱的足太阳膀胱经，同时扭转肋骨，刺激足少阳胆经，有利于提高脊柱的灵活性，促进血液循环，放松背部肌群，减轻坐骨神经痛。手臂高过头部，刺激手臂上的三条经络——手少阴心经、手太阴肺经和手太阳小肠经，促进气血运行。按摩腹部，调节脾胃，改善消化功能。按压天枢穴和归来穴，起到健脾和胃、理气调经的作用，可治疗闭经、月经不调、带下病等妇科病，以及便秘、泄泻、痢疾等胃肠病证。

【抵消体式】

　　左右前后摇摆式。

【体式示意图】

　　具体见图 4-15-3、图 4-15-4 和图 4-15-5。

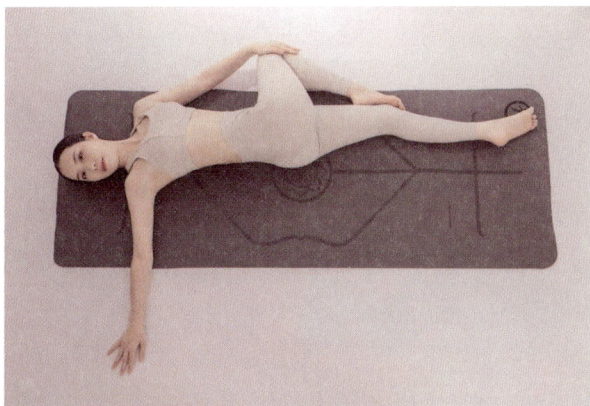

图 4-15-3　仰卧扭转式

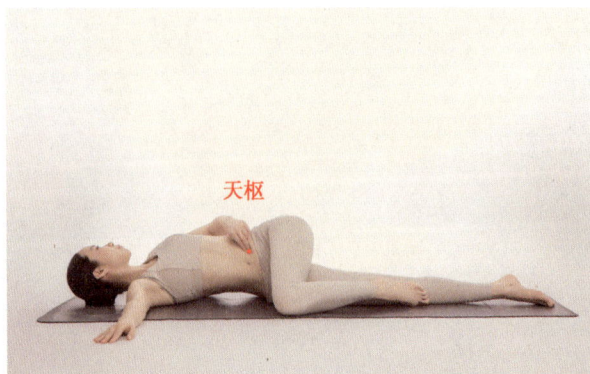

图 4-15-4 仰卧扭转式：天枢

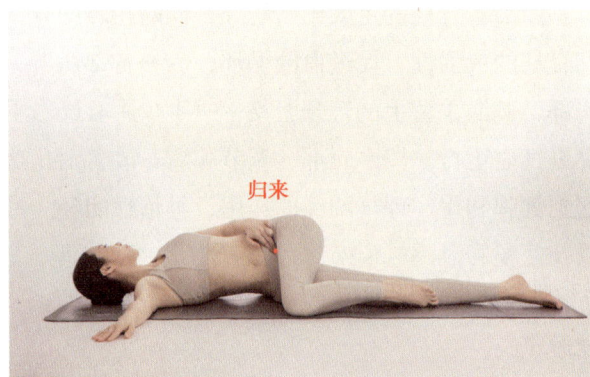

图 4-15-5 仰卧扭转式：归来

第十六节 马 鞍 式
Saddle Pose

【动作】

1. 金刚坐或英雄坐。

2. 上体后倾，两肘依次落于体后撑地，胸腔上提，后脑勺着地，互抱手肘。

3. 保持 3～5 分钟，然后还原。

【呼吸】

吸气时胸腔上提，呼气时身体后展。

【要点】

臀部置于双脚之上或落于两脚之间，双膝并拢，胸腔上提。患严重腰椎、颈椎疾病者，膝关节有问题者不宜练习此式。饭后不宜立即练习。

【矫正】

1.背部不适者，可将上半身躺于抱枕上，或用双手撑起身体保持平衡，或手肘落地支撑。

2.此体式对膝盖考验大，需注意保护脚踝。

3.若有尖锐疼痛或烧灼感，应立刻停止练习。

4.初学者练习后，可紧跟一个温和体式，如狮身人面式。

【变体】

1.半鞍式。伸直一条腿，或弯曲伸直的腿，把脚踩在地板上。

2.头顶落地，伸展颈部前侧。

3.变化手臂位置，可举过头顶，向两侧打开或手抓脚踝。

【刺激经络】

足阳明胃经、足太阴脾经、足太阳膀胱经和足少阴肾经。

【按压穴位】

涌泉（KI 1）

定位：屈足卷趾时足心最凹陷中（图4-16-1）。

功效：滋阴益肾，平肝息风，醒脑开窍。

主治：①发热，心烦，惊风。②咽喉肿痛，咳嗽，气喘。③便秘，小便不利。④足心热，腰脊痛。

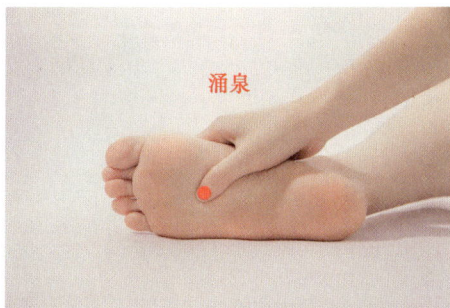

图4-16-1 涌泉

【体式功效】

加强大腿前侧肌群拉伸，刺激足阳明胃经，通经活络；伸展腹部，促进血液循环，刺激足阳明胃经、足少阴肾经和足太阴脾经，宽胸理气，健脾和胃；

灵活膝、踝关节，刺激相关经络，健脾化湿。按压涌泉穴，可滋阴益肾，醒脑开窍，治疗心烦、惊风、高血压等，缓解消化系统和泌尿系统症状。

【抵消体式】

1.要缓慢且有技巧地离开体式，推荐将身体滚向一边，慢慢伸直双腿，然后再起身。

2.也可以用肘部从地面支撑起来，但注意不要造成额外的紧张。

3.还原后伸直腿安静地平躺，提骶骨向上保持一会儿，以减轻膝盖的压力，然后胸前抱膝放松腰部。

4.再进入婴儿式。

【体式示意图】

具体见图4-16-2～图4-16-6。

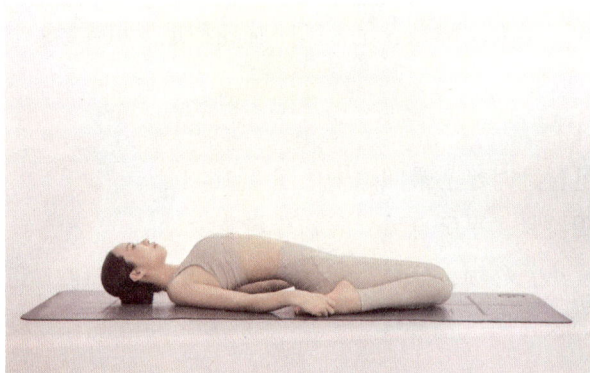

图 4-16-2　马鞍式 1

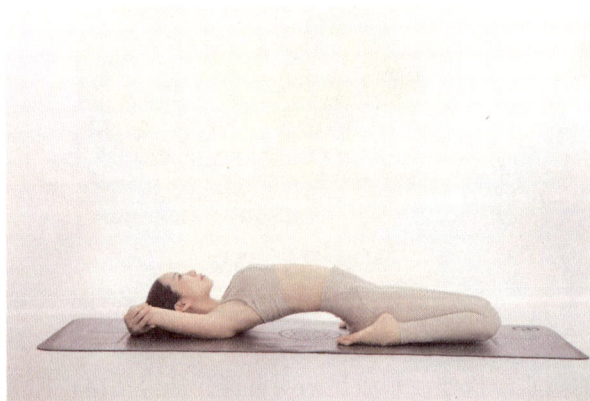

图 4-16-3　马鞍式 2

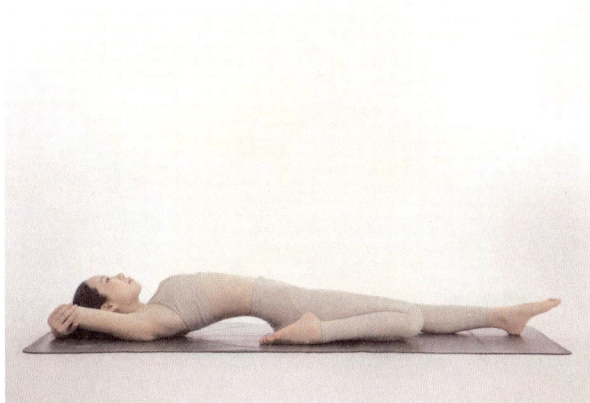

图 4-16-4　马鞍式 3

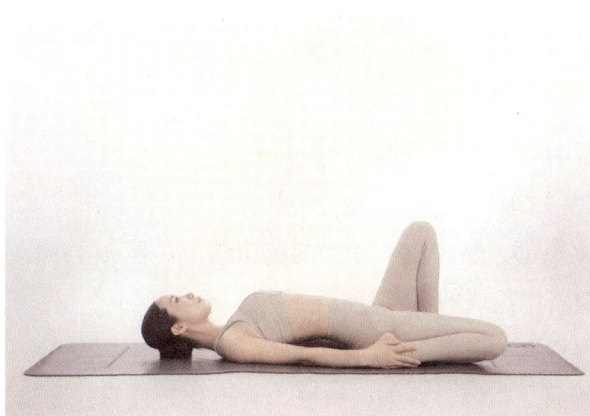

图 4-16-5　马鞍式 4

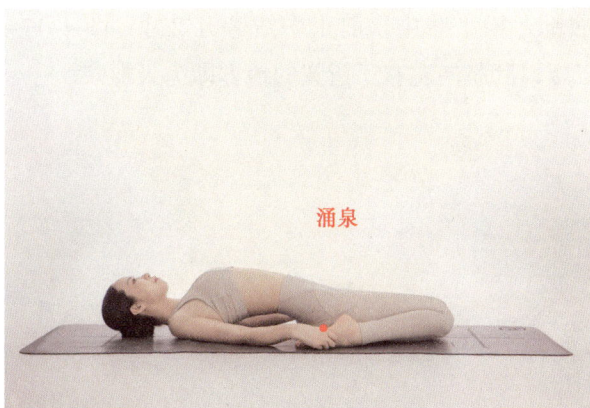

涌泉

图 4-16-6　马鞍式：涌泉

第十七节 挺 尸 式
Corpse Pose

【动作】

1. 仰卧。

2. 双脚分开，脚尖朝外，双手掌心向上摊放体侧，微闭双眼，全身放松。

3. 保持 5 ～ 10 分钟，甚至更久，然后还原。

【呼吸】

保持自然呼吸。

【要点】

腰背尽量贴合地面，保持正常腰曲，下颌微收。

【按压穴位】

摩腹（刺激中脘、天枢、气海、关元）。

1. 中脘（CV 12）

定位：在上腹部，脐中上 4 寸，前正中线上（图 4-17-1）。简便取穴法：剑胸结合中点与脐中连线的中点处。

功效：健脾和胃，温中化湿。

主治：①胃痛，呕吐，吞酸，腹胀，食不化，反胃，肠鸣，泄泻，黄疸。②咳喘痰多，胁下痛。③癫痫，失眠，脏躁。

2. 天枢（ST 25）

定位：在腹部，横平脐中，前正中线旁开 2 寸（图 4-17-2）。简便取穴法：可以并拢三指，肚脐向左右三指宽的地方即为天枢穴。

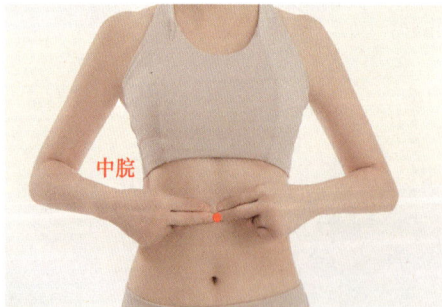

图 4-17-1　中脘

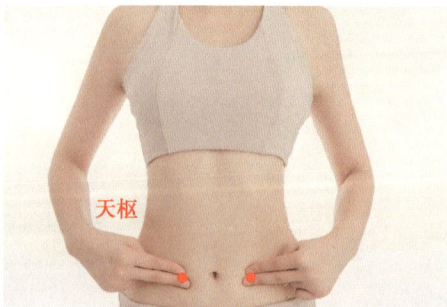

图 4-17-2　天枢

功效：健脾和胃，调经导滞。

主治：①腹胀肠鸣，绕脐腹痛，便秘，泄泻，痢疾。②癥瘕，月经不调，痛经。

3. 气海（CV 6）

定位：在下腹部，脐中下 1.5 寸（大约两横指处），前正中线上（图 4-17-3）。

功效：益气助阳，调经助精。

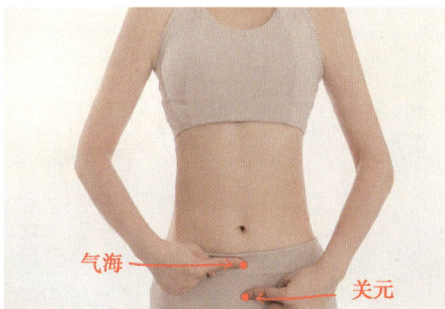

图 4-17-3　气海、关元

主治：①腹痛，泄泻，便秘，痢疾，奔豚，疝气。②遗尿，阳痿，遗精，闭经，痛经，崩漏，带下病，阴挺，疝气。③中风脱证，虚劳羸瘦。

4. 关元（CV 4）

定位：在下腹部，脐中下 3 寸，前正中线上（图 4-17-3）。简便取穴法：四指并拢，放在肚脐正下方，前正中线上可找到关元穴。

功效：培元固本，补益下焦。

主治：①虚劳羸瘦，眩晕，中风脱证。②阳痿，遗精，早泄，月经不调，痛经，闭经，崩漏，带下病，不孕症，遗尿，小便频数，癃闭，疝气。③少腹疼痛，腹泻。

【体式功效】

放松身心，培养自我觉知能力。通过摩腹，刺激中脘、天枢、气海、关元穴，起到培元固本、温肾调经、温中化湿的作用，可治疗阳痿、遗精等男科病，月经不调、痛经等妇科病，便秘、泄泻等胃肠病证，以及中风脱证、胁下痛、癫痫等。

【备注】

阳瑜伽练习时，休息时间应为练习时间的 1/10。阴瑜伽时，肌肉不发力，时间可稍长，需听从内心。放松功不仅是身体放松，更是意识觉醒的时刻，关注身体放松与能量流动，有助于挖掘能量潜能。在放松中关注能量流动，起初可假想或想象，逐渐能自然感知。

【体式示意图】

具体见图 4-17-4 ～图 4-17-7。

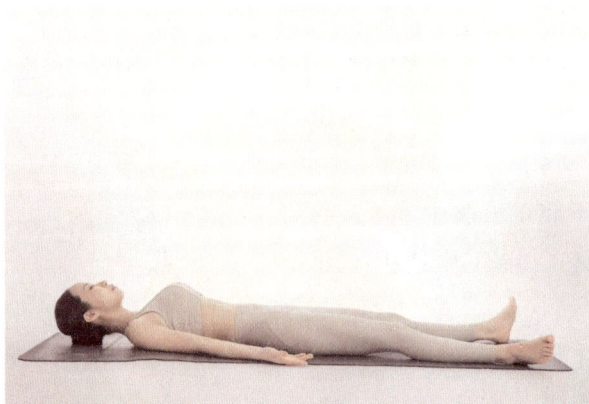

图 4-17-4　挺尸式

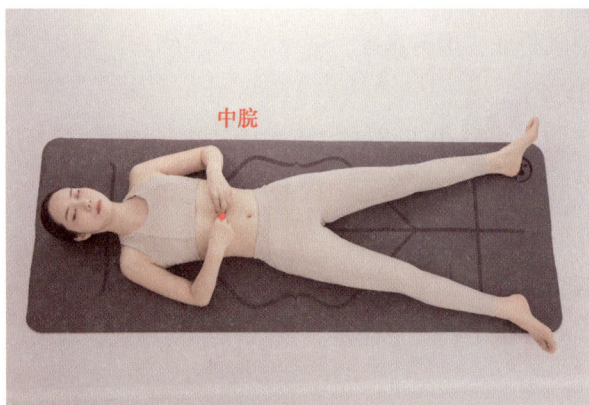

图 4-17-5　挺尸式：中脘

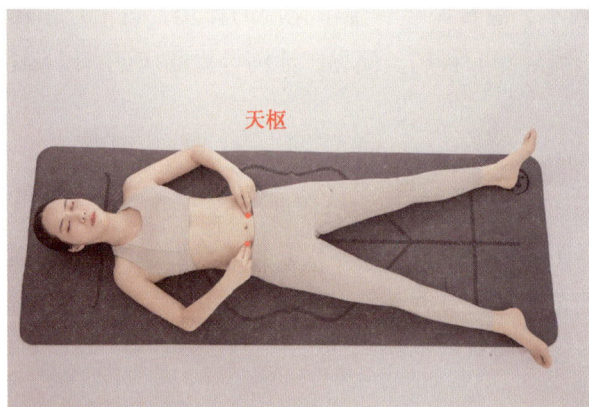

图 4-17-6　挺尸式：天枢

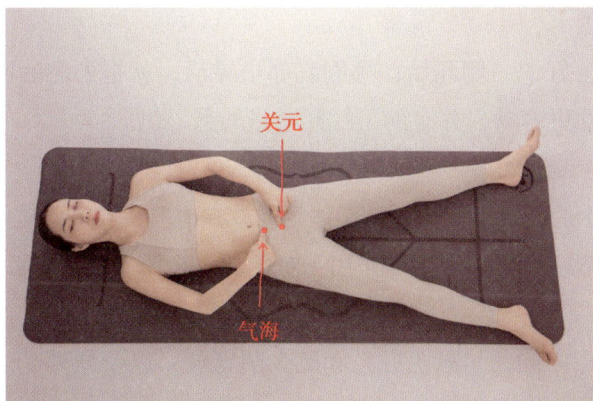

图 4-17-7　挺尸式：气海、关元

第十八节　鞋带式
Shoelace Pose

【动作】

1. 山式坐姿。

2. 双腿屈膝交叠，左膝位于右膝正上方，脚跟贴近臀部两侧，脚心向后。卷曲背部向前向下到自己最大程度，下巴轻触膝盖，双手置于身体前侧地面。

3. 保持 3 ～ 5 分钟，然后还原，换侧练习。

【呼吸】

保持自然呼吸。

【要点】

双膝重叠，上下成一直线，脚跟贴臀部外侧，臀部两侧均匀着地。有坐骨神经痛者不宜练习该体式。孕妇在怀孕 3 个月后不要前屈。

【矫正】

1. 如果髋部紧张、膝盖僵硬、骨盆习惯性后倾，垫高臀部让膝盖低于臀部；或保持上身垂直，用手掌和手臂支撑更多的重量。

2. 如果膝盖不适，可以把下方的腿伸直；如果这样还是难受，双腿交叉坐立，折叠上身向前。

3. 如果脖子紧张，可在前额下置瑜伽砖以支撑。

4. 如果前屈困难，可以在胸部下置抱枕，重量仍应保持在坐骨上，不要让重量前移到膝盖上。

5.以灵活度好的一侧开始，哪侧髋部更灵活，就把那侧的膝盖放在上面。这样让能量流动更容易，并有助于打开紧张的另一侧。

【变体】

1.变换双手的位置。双手可放在体侧或放在体前，或手臂向后背方向伸展。

2.加入侧弯或扭转，这可以作用于身侧的足少阳胆经。

【刺激经络】

会刺激大腿内侧的足厥阴肝经和足少阴肾经，以及腿外侧的足少阳胆经。如果折叠向前，会作用于足太阳膀胱经，并按摩肠胃器官。

【按压穴位】

1.肩井（GB 21）

定位：在肩胛区，第7颈椎棘突与肩峰最外侧点连线的中点（图4-18-1）。简便取穴法：先找到大椎，再找到锁骨肩峰端，两者连线的中点就是肩井穴。

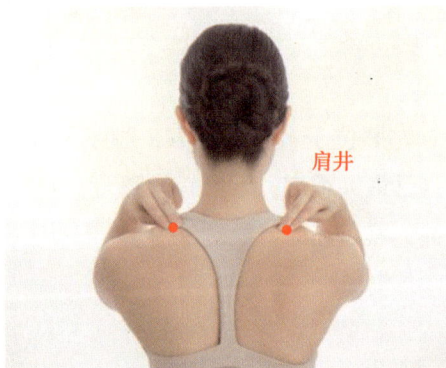

图4-18-1　肩井

功效：散风清热，消肿止痛。

主治：①头痛，眩晕。②乳痈，乳汁少，难产，胞衣不下。③瘰疬，颈项强痛，肩背疼痛，上肢不遂。

2.肩髃（LI 15）

定位：在三角肌区，肩峰外侧缘前端与肱骨大结节两骨间凹陷中（图4-18-2）。

取法：屈臂外展，肩峰外侧缘前后端呈现两个凹陷，前一较深凹陷即本穴，后一凹陷为肩髎。

功效：疏风散热，通经活络。

主治：①上肢不遂，肩痛不举，瘰疬。②瘾疹。

3. 肩髎（TE 14）

定位：在三角肌区，肩峰角与肱骨大结节两骨间凹陷中（图4-18-2）。

取法：屈臂外展时，肩峰外侧缘前后端呈现两个凹陷，前一较深凹陷为肩髃，后一凹陷即本穴。或垂肩时，肩髃后约1寸。

功效：通经活络，疏散风热。

主治：肩臂挛痛不遂。

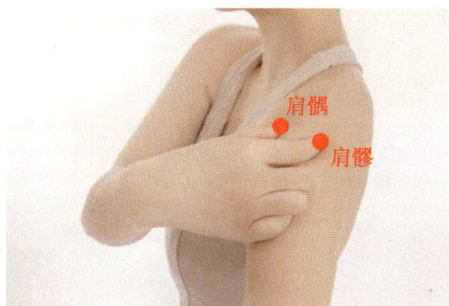

图4-18-2　肩髃、肩髎

【体式功效】

放松髋关节，减轻背部压力，缓解下背部的疼痛。拉伸大腿外侧，挤压大腿内侧，刺激足厥阴肝经、足少阴肾经和与其相表里的足太阳膀胱经，按摩肠胃器官，缓解肠胃问题。手臂伸展时，刺激足少阳胆经上的肩井穴、手少阳三焦经上的肩髎穴和手阳明大肠经上的肩髃穴，三者配合可治疗肩臂痛。

【抵消体式】

1. 雨刷式。

2. 鹿式。

3. 桌子式。

【体式示意图】

具体见图4-18-3～图4-18-9。

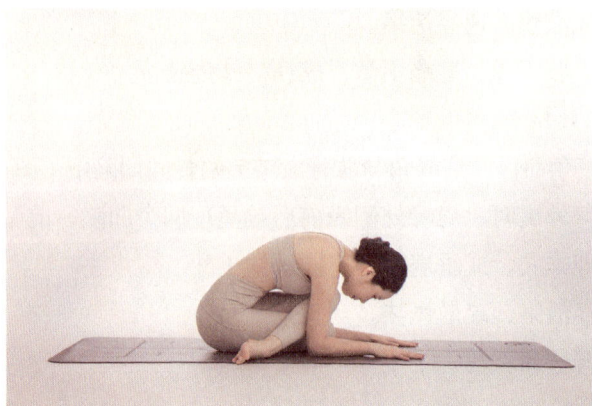

图 4-18-3　鞋带式 1

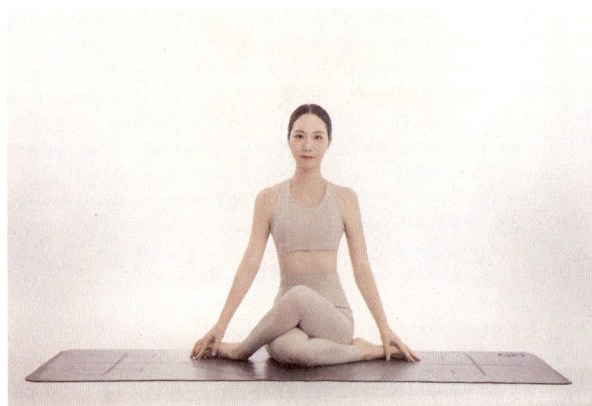

图 4-18-4　鞋带式 2

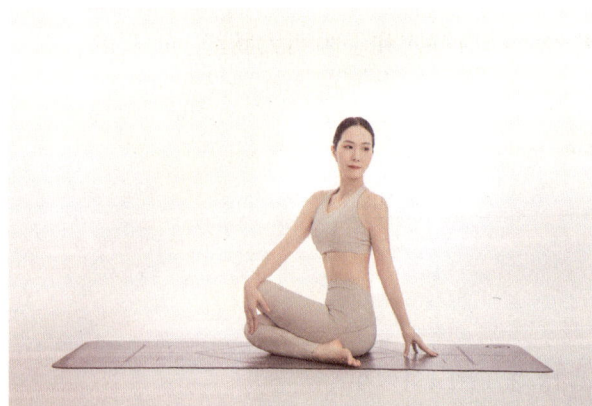

图 4-18-5　鞋带式 3

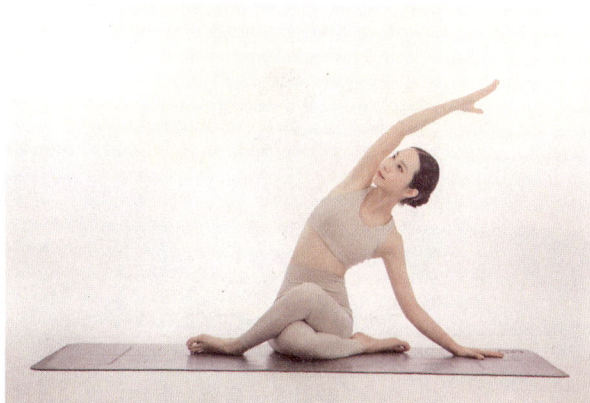

图 4-18-6 鞋带式 4

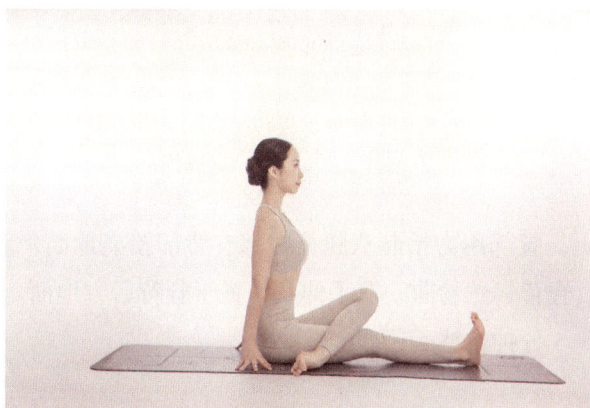

图 4-18-7 鞋带式 5

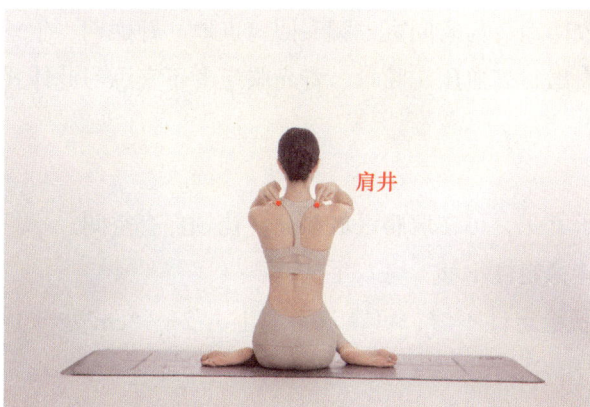

肩井

图 4-18-8 鞋带式：肩井

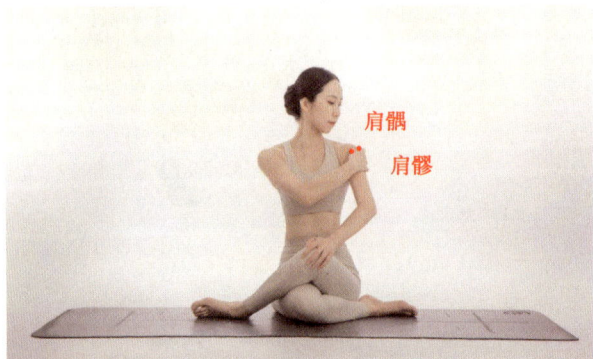

图 4-18-9　鞋带式：肩髃、肩髎

第十九节　蜗　牛　式
Snail Pose

【动作】

1. 仰卧。

2. 两臂下压，腹部用力抬起双腿，臀部、背部抬离地面，双腿越过头顶，脚尖回勾点地；脊背自然卷曲，双手伸直，置于脊背后方地面。

3. 保持 3 ～ 5 分钟，然后还原。

【呼吸】

吸气时准备，呼气时抬腿越过头顶，两脚尖落地。

【要点】

双手肘内收撑地、与肩同宽，脚尖回勾点地。妊娠期、生理期、感冒、颈椎病、椎间盘突出、高血压、眩晕、青光眼患者不宜练习此体式。饭后不能马上练习此体式。

【矫正】

1. 如果脖子紧张，可在肩膀区域垫高，让颈部有空间。

2. 如果身体稳定性不够，可双手扶背。

3. 如果肩膀稳定性不够，可在双手肘上方 2 ～ 3cm 处绑上伸展带，防止双手肘往外打开。

【变体】

1. 手掌支撑背部。

2. 双脚向两侧打开。

3. 屈膝贴向地面，或放在瑜伽砖、瑜伽毯、抱枕上。

4. 两脚尖落向地板，双脚同时侧移至头部一侧。

【刺激经络】

刺激行于背部两侧的足太阳膀胱经。

【按压穴位】

1. 肾俞（BL 23）

定位：位于脊柱区，第 2 腰椎棘突下，后正中线旁开 1.5 寸（图 4-19-1）。简便取穴法：可以取正坐或俯卧位。取一线过肚脐绕腹腰一周，与肚脐中相对应处即第 2 腰椎棘突，从其棘突下缘旁开两横指，按压有酸胀感处即为肾俞穴。

功效：温补元阳，益肾强腰，健脾益气，利水祛湿。

主治：①头晕，耳鸣，耳聋。②腰部酸痛，遗尿，遗精，阳痿，早泄。③不育，月经不调，带下病。④消渴。

2. 命门（DU 4）

定位：位于脊柱区，第 2 腰椎棘突下凹陷中，后正中线上（图 4-19-2）。

功效：益肾壮阳，清热安神，调理冲任。

主治：①腰脊强痛，下肢痿痹。②月经不调，赤白带下。③痛经，闭经，不孕症。④遗精，阳痿，精冷不育，小便频数，小腹冷痛，腹泻。

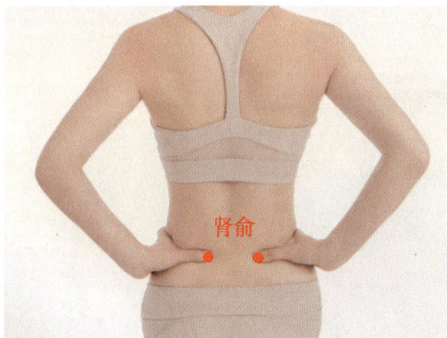

图 4-19-1　肾俞

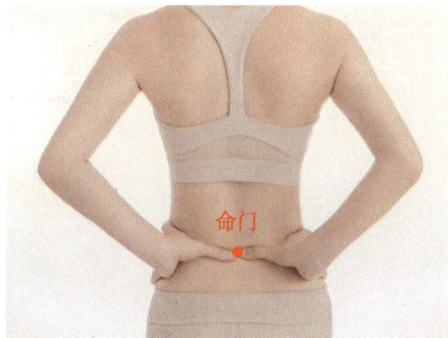

图 4-19-2　命门

【体式功效】

加强颈、肩部力量，促进气血流通，缓解肌肉疲劳；挤压腹部，放松背部肌群，刺激足太阳膀胱经，改善血液循环，利水渗湿；通过刺激肾俞穴和命门穴，起到温补元阳、益肾壮阳的效果，能够缓解头晕、耳鸣、早泄等由于肾精不足而产生的疾病，还能治疗腰脊强痛、下肢痿痹等病证。

【抵消体式】

1. 结束体式后平躺放松几个呼吸。

2. 雨刷式，然后温和后弯，例如俯卧，或微微地抬起上身。

3. 一个温和的鱼式，放松颈部。

4. 婴儿式。

【备注】

蜗牛式是毛虫式的倒置版，虽会增加颈部压力，但多了倒置的好处，为深度前屈体式。为防止颈部受伤，可先做温和的颈部前屈动作，使颈部适应。与阳瑜伽不同，此体式可完全弯曲背部，臀部自然抬高。还原时，用手撑背，双腿有控制地移向后背方向，此过程中抬起下巴，依次将上背部、下背部、臀部、双腿着地。

【体式示意图】

具体见图 4-19-3 ～图 4-19-6。

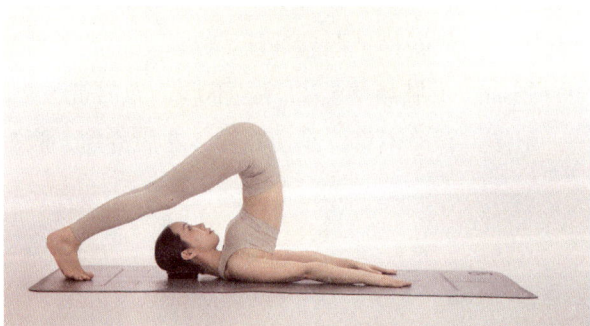

图 4-19-3　蜗牛式 1

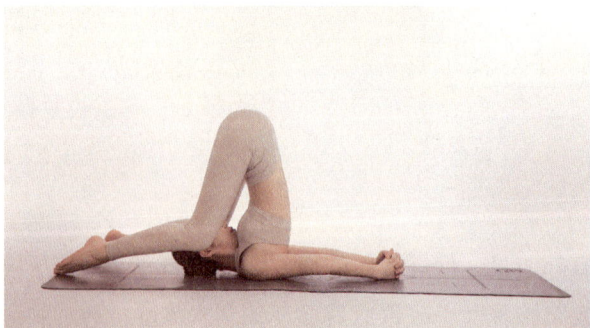

图 4-19-4　蜗牛式 2

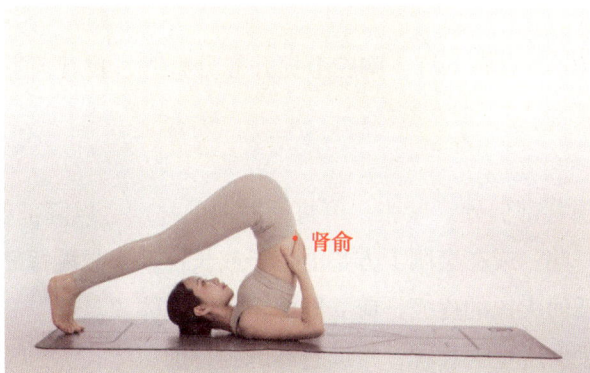

图 4-19-5　蜗牛式：肾俞

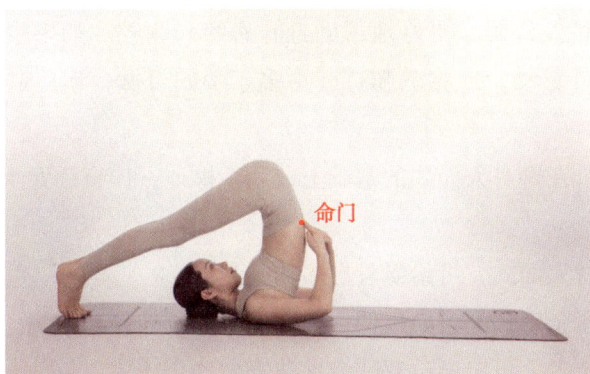

图 4-19-6　蜗牛式：命门

第二十节　狮身人面式
Sphinx Pose

【动作】

1. 俯卧。

2. 双手放在头部两侧，指尖与头顶在一条直线上，肘内收，压实地面，头和胸腔抬起，上臂与地面垂直，目视前方。

3. 保持 3 ～ 5 分钟，然后还原（可每次练习 1 ～ 2 分钟后趴下休息，并重复几次，随着耐力和舒适度的增加可延长时间）。

【呼吸】

吸气时抬起上身，呼气时后展。

【要点】

肘关节成90°，双肩下沉，胸腔上提并充分打开，目视前方。孕妇应避免该体式。

【矫正】

1. 如果出现背部僵硬、紧张，可将手肘向前移动，以降低躯干伸展幅度，或将双腿打开一些；或在会阴下方垫上毯子或长枕，来减缓背部压力。

2. 如果有任何尖锐的疼痛，应立即停止练习此体式。

3. 可以在手肘下垫上长枕，帮助打开胸腔，加深体式。

【变体】

1. 眼镜蛇式。手臂伸直，掌根置于肩膀正下方，锁住肘关节，以加深后背延展。双臂稍做外旋，更好地帮助打开肩膀和胸腔。如果腰部紧张，可以将双臂向前向外移动，或将双腿打开更多。孕妇可做，但应避免把腹部压向地板。

2. 海豹式。在狮身人面式的基础上，手掌撑地，伸直手臂。相比眼镜蛇式后弯强度小。

3. 屈膝狮身人面式，可给骶骨更多的刺激。

4. 脖子不紧张者，头可向后仰，抬高下巴，拉伸颈部前侧，刺激甲状腺。

5. 身体柔软者，可以尝试双腿盘莲花来做这个体式。

【刺激经络】

足太阳膀胱经、足少阴肾经、足阳明胃经、足太阴脾经。

【按压穴位】

1. 曲池（LI 11）

定位：在肘横纹外侧端，屈肘时尺泽与肱骨外上髁连线中点处（图4-20-1）。简便取穴法：屈肘成直角，当肘弯横纹尽头处。

功效：散风止痒，清热消肿，调和气血。

主治：①热病，丹毒，疮，疖，瘾疹，瘰疬，疟疾。②咽喉肿痛，牙齿痛，目赤肿痛。③上肢不遂，肘臂无力。④腹痛，呕吐，泄泻，痢疾。⑤癫狂，善惊，高血压。⑥月经不调。

2. 劳宫（PC 8）

定位：位于手掌心，在第二、三掌骨之间偏于第三掌骨处（图4-20-2）。简便取穴法：握拳屈指时中指尖点到处。此体式可采用两手对拍的刺激方式。

功效：清热开窍，宁心安神。

主治：①急救中风，昏迷，中暑，心绞痛。②口疮，口臭，鼻衄。③癫狂，痫证。

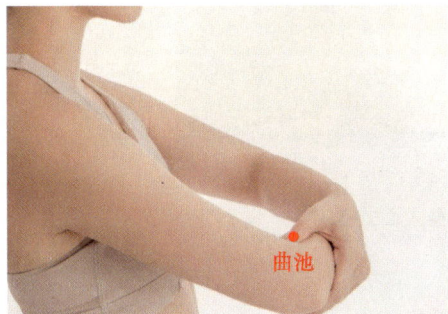

图 4-20-1　曲池

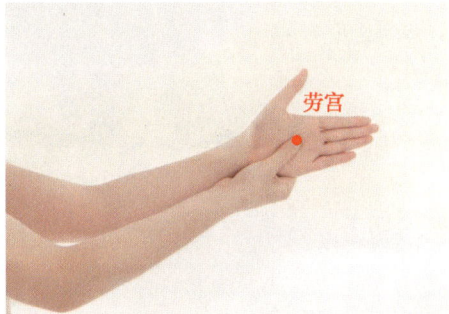

图 4-20-2　劳宫

【体式功效】

恢复脊柱活动，刺激背部的足太阳膀胱经，升补阳气，缓解背部不适；同时刺激下肢的足太阳膀胱经和足少阴肾经，调节气血，加强骨盆区域血液循环；此外，向后伸展颈部，可以刺激甲状腺；通过按压拍打，能够刺激穴位，起到清热消肿、调和气血、宁心安神的作用，治疗头面部的咽喉肿痛、齿痛、目赤肿痛；治疗上肢局部的上肢不遂、肘臂无力。

【抵消体式】

1. 祛风式。

2. 流动猫式。

3. 婴儿式。

【体式示意图】

具体见图 4-20-3 ～图 4-20-6。

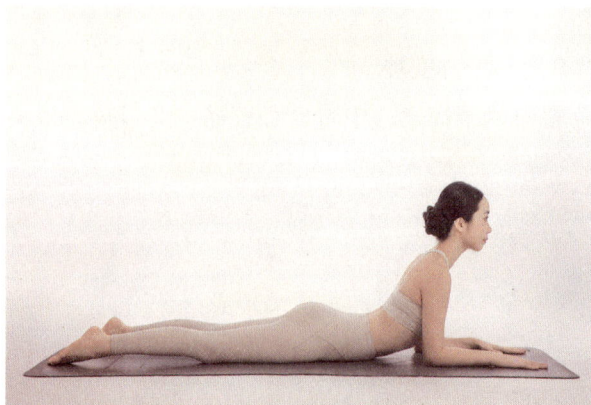

图 4-20-3　狮身人面式 1

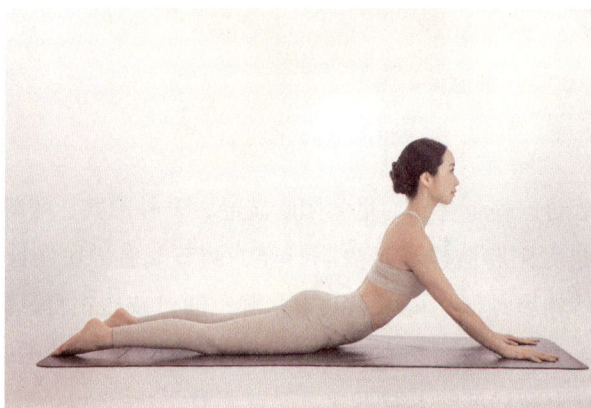

图 4-20-4　狮身人面式 2

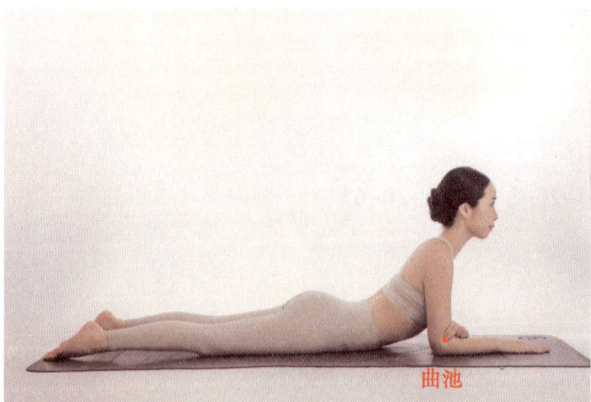

曲池

图 4-20-5　狮身人面式：曲池

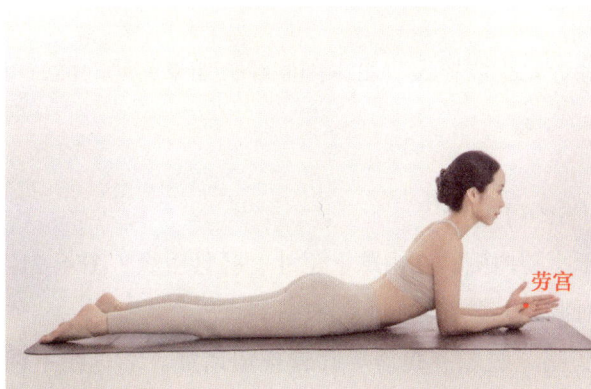

图 4-20-6　狮身人面式：劳宫

第二十一节　方　块　式
Square Pose

【动作】

1. 山式坐姿。

2. 屈双膝，双小腿上下重叠，小腿胫骨平行于垫子前侧边缘，双膝下沉；卷曲背部向前向下到自己的极限状态，手置于身体旁侧地面。

3. 保持 3～5 分钟，然后还原，换侧练习。

【呼吸】

吸气时脊背延展，呼气时卷曲背部向前向下。

【要点】

双小腿上下重叠并打平，双膝下沉。时刻关注膝盖的压力，如果髋部太紧，压力会移至膝盖。

【矫正】

1. 如果下背部太紧无法坐直，可在臀部下方垫高。

2. 如果身体僵硬，或膝盖感觉不适，且膝盖翘得很高，可以在膝盖下方垫上毯子支撑。

【变体】

1. 身体柔软者，可以尝试将膝盖靠得更近些，让双脚离会阴更远些。

2. 其他的选择包括针眼式、鞋带式或天鹅式。

【刺激经络】

足厥阴肝经、足少阴肾经、足少阳胆经，如果前屈的话，可以刺激足太阳膀胱经。

【按压穴位】

1. 三阴交（SP 6）

定位：位于小腿内侧，在内踝上三寸、胫骨后缘（图4-21-1）。

功效：活血调经，益气健脾，培补肝肾。

主治：①肠鸣、腹胀、腹泻等脾胃虚弱诸症。②月经不调、带下病、阴挺、不孕症、滞产等妇产科病证。③遗精、阳痿、遗尿等生殖泌尿系统疾患。④心悸，失眠，高血压。⑤下肢痿痹。⑥阴虚诸证。

2. 阴陵泉（SP 9）

定位：位于小腿内侧，胫骨内侧髁下缘与胫骨内侧缘之间的凹陷中（图4-21-2）。简便取穴法：保持仰卧位，用手指沿着胫骨内缘自下而上，往上推去，在膝关节下方拐弯处可触及一凹陷，即为阴陵泉穴。取穴成功后按压有酸胀感。

功效：健脾渗湿，益肾固精。

主治：①腹胀，泄泻，急慢性肠炎，细菌性痢疾。②膝痛，膝关节及周围组织疾患。③小便不利或失禁，尿潴留，尿失禁，尿路感染。④水肿，黄疸，中风，腹膜炎，肩周炎。⑤带下病，阴挺，阴道炎。

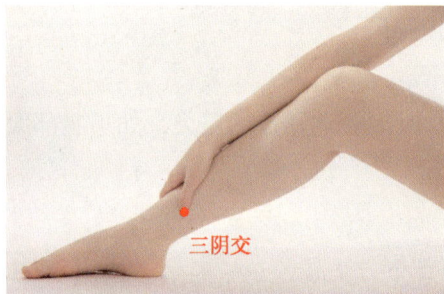

图4-21-1　三阴交

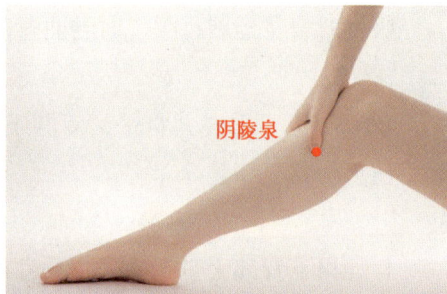

图4-21-2　阴陵泉

3. 地机（SP 8）

定位：位于小腿内侧，阴陵泉下3寸，胫骨内侧缘后际（图4-21-3）。

功效：健脾除湿，调经止遗，通经活络。

主治：①痛经，崩漏，月经不调，阴道炎，乳腺炎。②胃痉挛，腹痛，腹泻。③腰痛，遗精，精液缺乏，小便不利，水肿。④下肢痿痹，疝气。

【体式功效】

有利于开髋，促进骨盆周边血液循环，滋养子宫，刺激伸展到大腿外

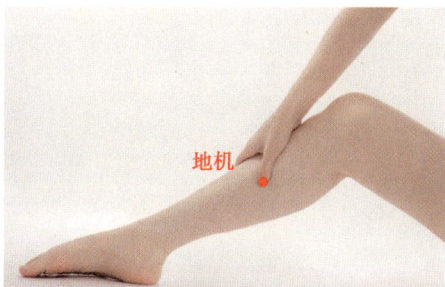

图 4-21-3　地机

侧及臀部外侧的足少阳胆经，并刺激鼠蹊内部的足厥阴肝经，调畅气血，疏肝解郁；前屈时牵拉背部肌肉，减缓下背部的压力，刺激足太阳膀胱经，振奋阳气，调节脏腑；通过按压三阴交、阴陵泉、地机穴，起到调经活络、健脾除湿的作用，可以治疗女子月经不调、男子遗精、小便不利等泌尿生殖系统问题，以及腰膝酸痛、下肢痿软等。同时是莲花坐的极好准备体式。

【抵消体式】

1. 鹿式。

2. 雨刷式。

3. 脊柱延展的体式。

【体式示意图】

具体见图 4-21-4 ～图 4-21-7。

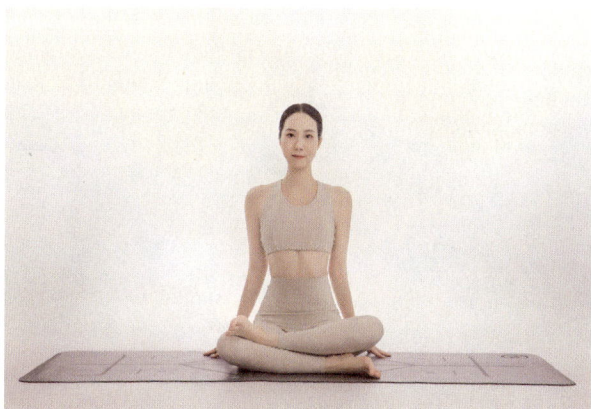

图 4-21-4　方块式 1

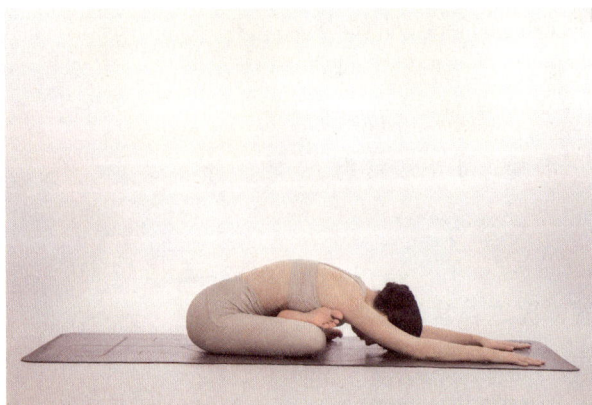

图 4-21-5　方块式 2

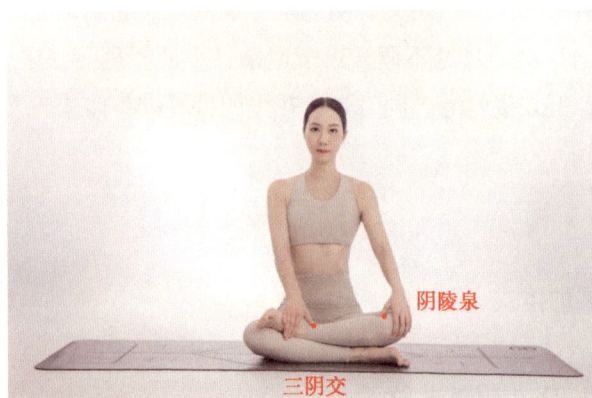

图 4-21-6　方块式：阴陵泉、三阴交

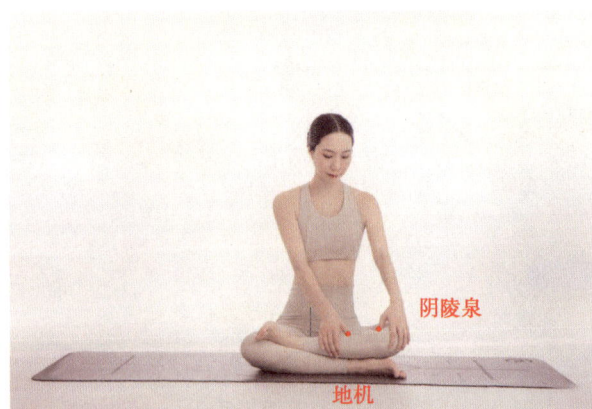

图 4-21-7　方块式：阴陵泉、地机

第二十二节 蹲 式
Squat Pose

【动作】

1. 山式站姿。

2. 双脚分开略比肩宽，脚尖朝外，两臂前平举；屈膝下蹲，双手合十于胸前，手肘抵住膝关节内侧，髋外展，使两膝与脚尖成一直线，目视前方。

3. 保持 3 ～ 5 分钟，然后还原。

【呼吸】

保持顺畅呼吸。

【要点】

充分延展脊柱，两前臂成一直线平行于地面，双膝与脚尖呈一直线，手肘向外推动膝关节。髋部僵硬者做此动作会使膝盖受压，膝盖有伤者应避免此体式。

【矫正】

1. 膝盖与第二、三脚趾保持方向一致，如果不一致，把两脚分开更大些，或在脚后跟下方垫上折叠的毯子或抱枕，让身体放松。

2. 手肘在膝盖前方可以充当杠杆，拉动胸口向前，同时允许尾骨放低。

【变体】

1. 蹲式提踵。吸气时脚跟上提，呼气时脚跟回落。

2. 蹲式脊柱流动。吸气时脊柱延展，手肘推膝向外；呼气时低头卷背向后，双膝内收，同时双手伸直去向地面方向，前额置于两臂之间。如此反复。

3. 蹲式扭脊。一只手撑于地面，另一只手带动躯干扭转向后。

4. 一个加深强度的变式是双脚合拢，膝盖分开，上身前倾，手臂环绕于后背，双手扣在一起（类似花环式）。

5. 另一个变式是双手放于头后，慢慢让下巴靠近胸部，增加颈部后侧的拉伸。

【刺激经络】

腿内侧的足厥阴肝经和足少阴肾经，背部的足太阳膀胱经。

【按压穴位】

1. 养老（SI 6）

定位：在前臂后区，腕背横纹上
1寸，尺骨头桡侧凹陷中（图4-22-1）。
简便取穴法：在手腕背部小指的尺侧
可摸到一凸起的高骨，沿此最高点向
桡侧即大拇指的方向推，可触及一骨
缝凹陷，即为本穴。

功效：清头明目，充养阳气，舒
筋活络。

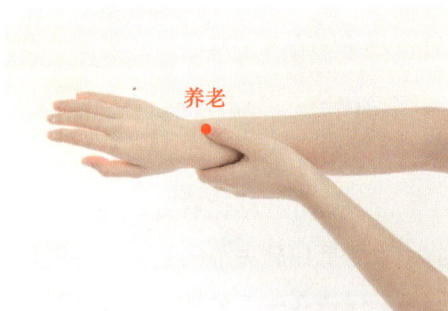

图4-22-1　养老

主治：①目视不明，头痛，面
痛。②肩背肘臂酸痛，急性腰痛，项强。

2. 内关（PC 6）

定位：在前臂掌侧，当曲泽与大陵的连线上，腕横纹上2寸（约三横指），
掌长肌腱与桡侧腕屈肌腱之间（图4-22-2）。

功效：宁心安神，理气和胃，舒筋活络。

主治：①心悸，心胸胁痛。②休克，无脉症，心动过速或过缓，心律不
齐。③胃痛呕吐，呃逆。④失眠，癫狂，痫证，郁证，偏头痛。⑤中风偏瘫，
肘臂挛痛。⑥热病，疟疾。

3. 血海（SP 10）

定位：在大腿内侧，髌底内侧端上2寸，当股四头肌内侧头的隆起处
（图4-22-3）。简便取穴法：用自己的掌心来覆盖膝盖骨（右掌按左膝，左掌
按右膝），五指朝上，手掌自然张开，大拇指端下方即血海穴。此体式可用手
肘刺激血海。

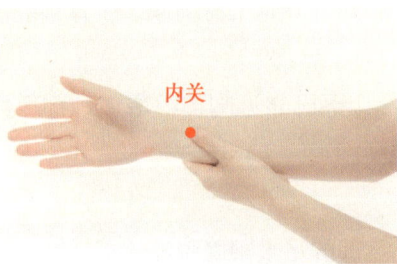

图4-22-2　内关

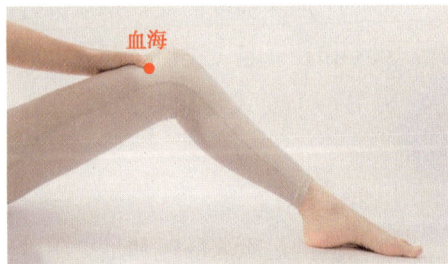

图4-22-3　血海

功效：调经统血，健脾化湿。

主治：①月经不调，痛经，闭经，崩漏。②皮肤湿疹，瘾疹，丹毒，皮肤瘙痒。

【体式功效】

打开髋部，强健脚踝，提升平衡能力，加强背部、髋部与腿部的肌肉力量，减轻下背部的压力，促使血液回流至盆腔。刺激腿内侧足厥阴肝经、足少阴肾经和背部的足太阳膀胱经，促使血液回流至盆腔。通过按压养老及内关穴，起到舒筋活络、宁心安神、充养阳气、延年益寿的作用，可以治疗上肢局部的肩背肘臂酸痛和颈部项强、心悸、心胸胁痛、心律不齐、失眠等；手肘刺激血海穴，起到调经统血、健脾化湿的作用，可以治疗月经不调、痛经、皮肤湿疹等病证。

【抵消体式】

1. 悬挂式，可以用来放松膝盖和背部。

2. 脚踝伸展式。

3. 英雄坐。

【体式示意图】

具体见图 4-22-4、图 4-22-5 和图 4-22-6。

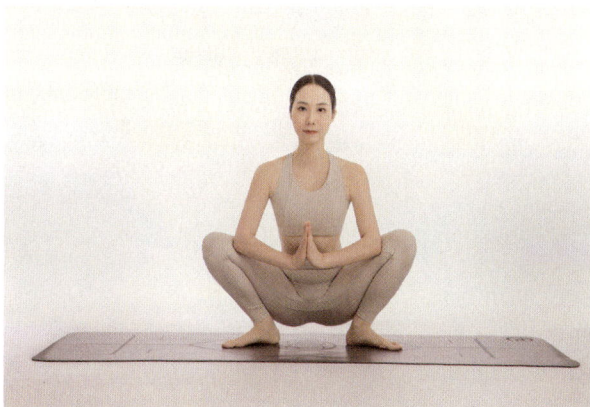

图 4-22-4　蹲式

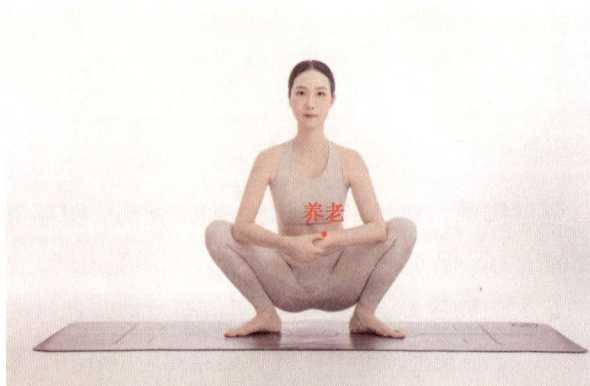

图 4-22-5　蹲式：养老

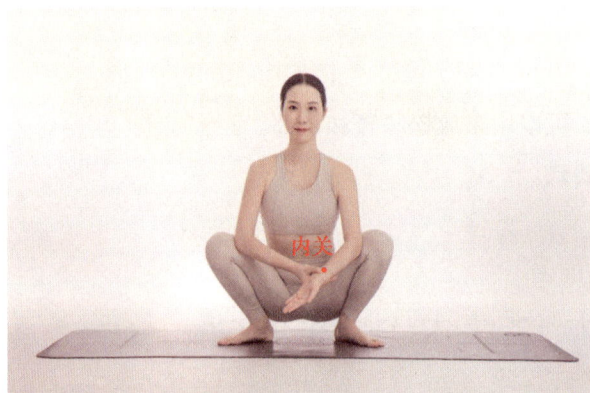

图 4-22-6　蹲式：内关

第二十三节　天　鹅　式
Swan Pose

【动作】

1.四足跪姿。

2.屈左膝并向前移送，左小腿胫骨贴住双手掌根，右腿向后伸直压实地面，双手置于骨盆两侧，垂直于地面，脊柱伸展，目视前方。

3.保持 3 ～ 5 分钟，然后还原，换侧练习。

【呼吸】

吸气时脊背伸展，呼气时沉髋保持。

【要点】

屈膝腿小腿平行于垫子前侧边缘，骨盆中正下沉，胸腔打开，脊柱延展。

【矫正】

1. 如果存在膝关节问题，特别是半月板问题，要关注这里的压力。一般髋部太紧会增加膝关节压力，如果有这种情况，把前脚稍收回，让脚后跟靠近会阴，或压在同侧臀部下方。

2. 为了保护前腿膝盖，在向前移动时保持脚的弯曲。

3. 尽量移动双手靠近髋部，以增加压在前侧髋部的重量，如果腰部紧张，可在双手下方放置瑜伽砖。

4. 如果臀部不在同一水平面上，可在弯曲腿一侧的臀部下方垫毛毯，帮助身体保持中正。

【变体】

1. 双手侧平展开；或双臂伸展过头；或双手交叉于后背，并向地板方向伸展，以增强后弯幅度。

2. 睡天鹅——天鹅式流动练习。通过双手撑地慢慢地移向臀部，从睡天鹅式进入完全的天鹅式，再躯干向前向下进入睡天鹅式，如此反复。

3. 后方腿屈膝，用同侧或对侧的手去抓后方腿的脚后跟，并把脚后跟拉向臀部，慢慢地也可以尝试进入阳瑜伽体式——鸽王式。

【刺激经络】

刺激穿过腹股沟内侧的足厥阴肝经和足少阴肾经，大腿前侧的足阳明胃经和足太阴脾经，大腿外侧的足少阳胆经和下腰部分的足太阳膀胱经。

【按压穴位】

三阴交（SP 6）

定位：位于小腿内侧，在内踝上三寸、胫骨后缘（图 4-23-1）。

功效：活血调经，益气健脾，培补肝肾。

主治：①肠鸣、腹胀、腹泻等脾胃虚弱诸症。②月经不调、带下病、阴挺、不孕症、滞产等妇产科病证。③遗精、阳痿、遗尿等生殖泌尿系统

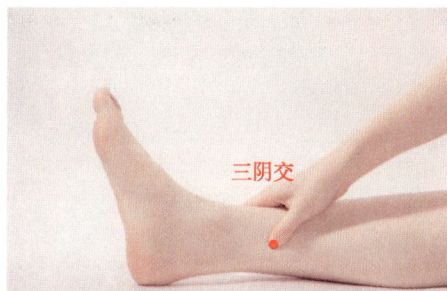

图 4-23-1　三阴交

疾患。④心悸，失眠，高血压。⑤下肢痿痹。⑥阴虚诸证。

【体式功效】

拉伸臀部和腿部肌群，灵活髋、膝、踝关节，缓解脊柱压力，促进骨盆区域血液循环。刺激腿前侧的足太阴脾经及足阳明胃经，以及腿外侧的足少阳胆经，促进消化，消除便秘，排毒助眠；锻炼腹部和腿内侧肌，刺激足厥阴肝经、足少阴肾经和足太阳膀胱经，升举阳气，调畅气血，疏通经络；通过按压三阴交，起到固本培元、益气健脾的作用，可治女子月经不调、男子遗精、小便不利等泌尿生殖系统疾病，以及局部炎症、下肢水肿、肩周炎等，还有心悸、失眠、高血压等疾病。

【抵消体式】

1. 雨刷式。

2. 婴儿式。

3. 短暂的下犬式。

4. 配合呼吸的上下犬流动模式。

【体式示意图】

具体见图 4-23-2 和图 4-23-3。

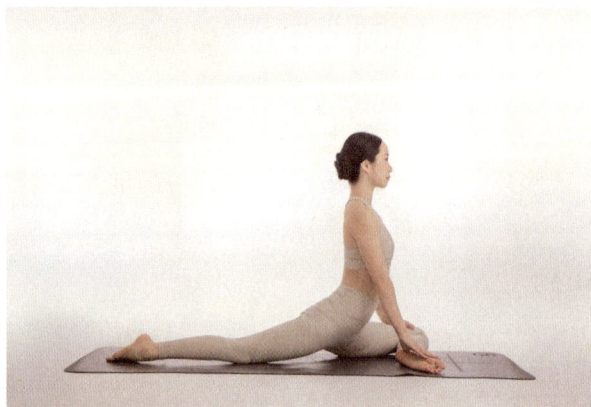

图 4-23-2　天鹅式

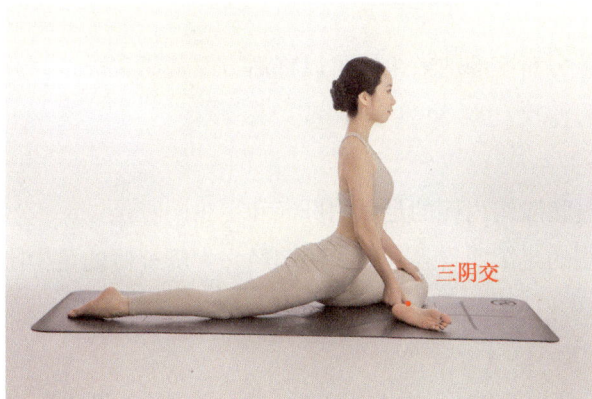

图 4-23-3　天鹅式：三阴交

第二十四节　睡天鹅式
Sleeping Swan Pose

【动作】

1. 四足跪姿。

2. 屈左膝并向前移送，左小腿胫骨贴住双手掌根，右腿向后伸直压实地面，上半身前屈向下，直至前额轻触地面，双手向前伸直贴地，微闭双眼。

3. 保持 3～5 分钟，然后还原，换侧练习。

【呼吸】

吸气时脊背伸展，呼气时上半身前屈向下。

【要点】

屈膝腿小腿平行于垫子前侧边缘，骨盆中正下沉，脊柱延展。

【矫正】

1. 如果存在膝关节问题，特别是半月板问题，要关注这里的压力。一般髋部太紧会增加膝关节压力，如果有这种情况，把前脚稍收回，让脚后跟靠近会阴，或压在同侧臀部下方。

2. 为了保护前腿膝盖，在向前移动时保持脚的弯曲。

3. 在上身降低时保持身体的重量压在髋部上。如果臀部不在同一水平面上，可在弯曲腿一侧的臀部下方垫毛毯，帮助身体保持中正。

4. 如果髋部非常紧张，可在上身下方垫抱枕支撑或用手肘（手掌）支撑。

【变体】

为了增加重力对髋部的效果，可以把后方腿勾脚尖踩地，并将膝盖抬离地面，脚后跟向后伸拉。

【刺激经络】

1. 刺激穿过腹股沟内侧的足厥阴肝经和足少阴肾经。

2. 大腿前侧的足阳明胃经和足太阴脾经，大腿外侧的足少阳胆经。

【按压穴位】

四神聪（EX–HN 1）

定位：在头部，百会前后左右各旁开1寸，共4穴（图4-24-1和图4-24-2）。

取法：后神聪在前后发际正中连线的中点处，前顶后0.5寸为前神聪。

功效：通经活络，宁心安神，消除疲劳，强健精神。

主治：①头痛，眩晕，失眠，健忘。②癫痫。

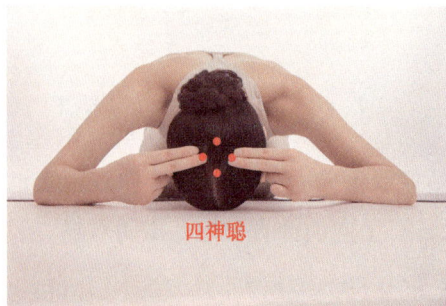

图 4-24-1　四神聪 1

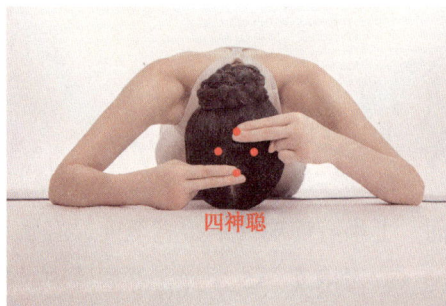

图 4-24-2　四神聪 2

【体式功效】

温和地打开髋部，放松髋关节，缓解久坐导致的坐骨神经痛与下背部疼痛，同时温暖骨盆，让骨盆区域的血液循环更畅通。拉伸大腿肌肉，刺激大腿内侧的足厥阴肝经、足少阴肾经，调畅气机，舒畅情志；刺激大腿外侧的足少阳胆经、前侧的足阳明胃经和足太阴脾经，缓解疲劳，改善乏力，提升睡眠质量。如果在生理期练习，则可以缓解经期疼痛。四神聪穴临近督脉，按压可以有效缓解头痛、头昏，提高睡眠质量。

【抵消体式】

1. 仰卧雨刷式。

2. 柔和的动态桌子式。

3. 桥式。

【体式示意图】

具体见图 4-24-3 和图 4-24-4。

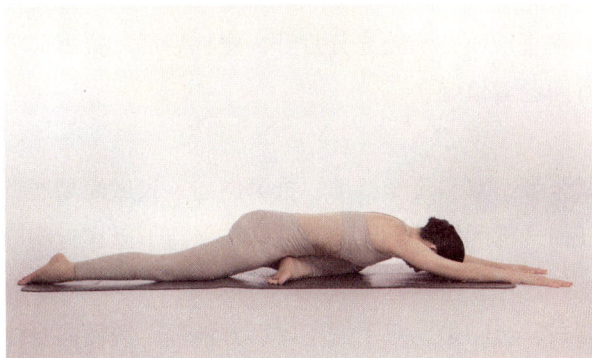

图 4-24-3　睡天鹅式

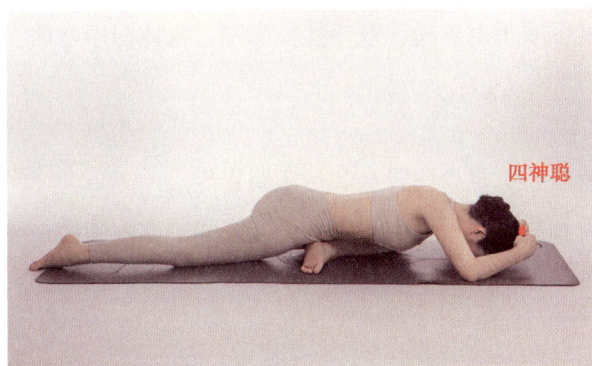

四神聪

图 4-24-4　睡天鹅式：四神聪

第二十五节　骆 驼 式
Camel Pose

【动作】

1. 金刚坐。

2. 跪立，双膝分开与髋同宽，脚背贴地；双手扶髋，肘内收，胸上提，两臂依次经体前向上、向后，双手贴于脚掌心，大腿、手臂垂直于地面，目视上方。

3. 保持 1 ～ 2 分钟，然后还原。

【呼吸】

吸气时手臂上提，呼气时身体后展。

【要点】

大腿及双臂垂直地面，胸腔充分打开，脊柱后展，推臀向前，头部不可过度后仰。脊柱有问题者慎练。

【矫正】

1. 背部易紧张者，双手置于臀部，推臀向前，只做简易展背即可。

2. 如果有任何颈部问题，不要让头后仰，保持下巴靠近胸部。

【变体】

1. 简易展背式。金刚坐，双手撑于臀后方地面，慢慢向身体方向移动，臀部离开脚后跟往前推，直到达到个人极限。

2. 单臂骆驼式。一只手推臀或置于脚后跟上，另一只手向头后方延展。

3. 全骆驼式。双手肘着地，双手抓握脚踝，身体向后弯曲，头顶置于臀后方地面。

【刺激经络】

1. 足太阳膀胱经、足少阴肾经和足阳明胃经。

2. 伸展上臂和肩膀，可以刺激手少阴心经和手太阴肺经。

3. 如果颈部放松向下，甲状腺会受到刺激。

【按压穴位】

太溪（KI 3）

定位：内踝尖与跟腱之间的凹陷中（图 4-25-1）。

功效：滋阴益肾，培土生金。

主治：①遗精，阳痿，月经不调。②咳嗽，气喘，咳血，胸痛，咽喉肿痛，齿痛。③消渴，便秘。④腰背痛，下肢冷痛。

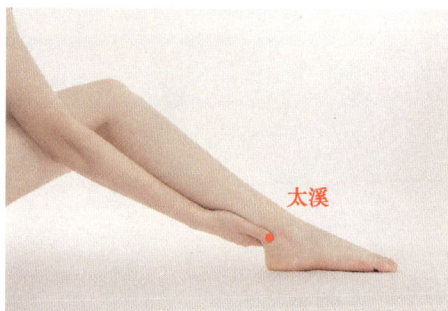

图 4-25-1　太溪

【体式功效】

上臂和肩膀伸展，可以刺激手少阴心经和手太阴肺经，宽胸理气，通经活络；脊柱后展，刺激足太阳膀胱经，疏肝利胆，活血通脉，同时有助于矫正圆肩驼背等不良体态，改善胸廓形态，增强腰背肌肉力量。伸展大腿前侧、脚踝，刺激足阳明胃经、足少阴肾经和足太阳膀胱经，舒筋通络，强健腰腿；如果颈部放松向下，甲状腺会受到刺激，可预防甲状腺疾病。按压太溪穴，有滋阴益肾、培土生金的作用，可以治疗头面部的咽喉肿痛，以及下肢的腰背痛、下肢冷痛等。

【抵消体式】

1. 婴儿式。

2. 其他前屈类体式。

【体式示意图】

具体见图 4-25-2 和图 4-25-3。

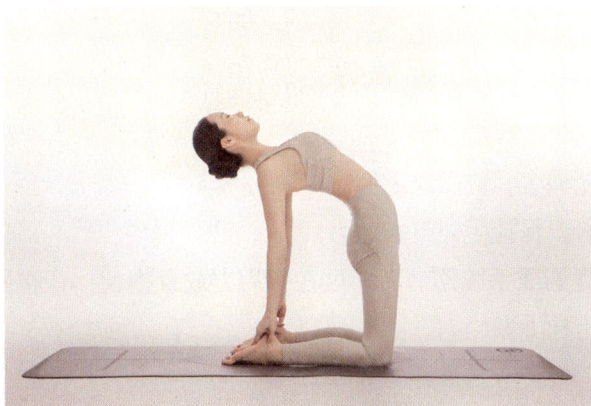

图 4-25-2　骆驼式

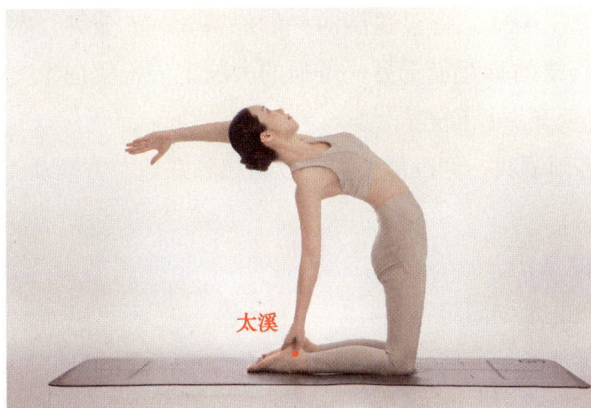

图 4-25-3　骆驼式：太溪

第二十六节 雨 刷 式
Windshield Wipers Pose

【动作】

1. 山式坐姿。

2. 屈双膝，脚掌踩地，双手撑于臀部后侧，重心稍稍后移，双腿摆动至一侧到最大幅度。

3. 保持3～5分钟，然后还原，换侧练习。

【呼吸】

吸气时准备，呼气时下肢倒向一侧地面。

【要点】

胸腔充分打开，脊柱延展，头部不可过度后仰，双腿摆动至最大幅度贴地。

【矫正】

1. 手肘易超伸者，应微屈手肘。

2. 易耸肩者，保持手向下推的力。

3. 易弓背含胸或手腕疼痛者，可在臀后方放置抱枕，让腰骶区域有依靠，再将手肘撑于抱枕上。

4. 妊娠期，应将双腿分开。

【变体】

1. 坐姿动态雨刷式。双手撑于臀后方，双腿左右摆动。

2. 仰卧静态雨刷式。将双腿倒向一侧停留3～5分钟，然后还原反侧进行；也可将一条腿的脚背置于另一条腿的大腿上方，倒向上方屈膝腿侧停留3～5分钟，然后还原反侧进行。

3. 仰卧动态雨刷式。仰卧体位进行双腿屈膝踩地左右摆动，或双腿屈膝离地左右摇摆。

【刺激经络】

1. 大腿外侧的足少阳胆经。

2. 经过下背部的足太阳膀胱经。

【体式功效】

缓解下背部压力、坐骨神经痛，灵活髋关节。

【体式示意图】

具体见图 4-26-1 和图 4-26-2。

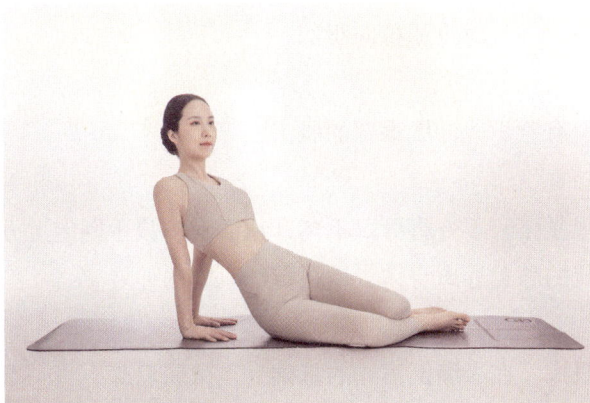

图 4-26-1　雨刷式 1

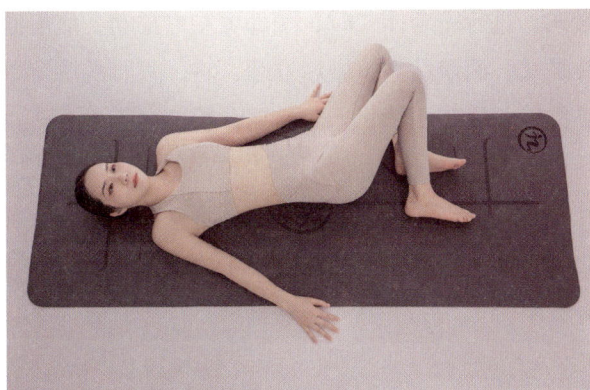

图 4-26-2　雨刷式 2

第二十七节　针　眼　式
Eye of the Needle Pose

【动作】

1. 仰卧。

2. 屈双膝离地，左脚背置于右大腿前侧，左手穿过两腿中间与右手十指交扣环抱右膝窝或右小腿胫骨上端，用力将右大腿拉向腹部，左腿反方向用力，微闭双眼。

3. 保持 3 ~ 5 分钟，然后还原，换侧练习。

【呼吸】

吸气时准备，呼气时将腿拉向腹部。

【要点】

沉肩沉背，有意识地伸展臀部的肌肉。

【矫正】

如果髋部很紧张，下方脚可以不离开地面，一只手固定上方脚踝区域，另一只手推上方腿的膝盖远离身体，增强臀部肌肉的伸展感。

【变体】

1. 靠墙针眼式。在靠墙倒箭式的基础上，微屈双膝，将一条腿的脚背置于另一条腿的大腿前侧，一只手置于上方腿脚踝处，另一只手推上方腿膝盖远离躯干。通过下方腿的屈膝程度来增强臀腿侧面的拉伸感。

2. 摇摆针眼式。进行完全体式时，腰部可左右摇动，缓解僵硬。

3. 站立位针眼式。面墙站立，微屈双膝，将一只脚的脚背置于另一条腿的大腿前侧，双手推墙，屈髋屈膝，上身前屈，臀部向后坐，至自身极限。支撑腿膝盖尽量不超过脚尖。这是一个偏阳的体式，不宜保持过久。

4. 坐立位针眼式。端坐于椅子或凳子上，将一只脚的脚背置于另一条腿的大腿前侧（类似跷二郎腿），双手分别置于上方腿的脚踝和膝盖处，膝下沉，上身前屈至自身极限。

【刺激经络】

大腿外侧的足少阳胆经，内侧的足少阴肾经、足太阴脾经、足厥阴肝经。

【按压穴位】

足三里（ST 36）

定位：位于小腿外侧，犊鼻下 3 寸，胫骨前嵴外一横指处，犊鼻与解溪连线上（图 4-27-1）。简便取穴法：站位弯腰，同侧手虎口围住髌骨上外缘，余四指向下，中指指尖处即是。

功效：补中益气，健脾和胃，理

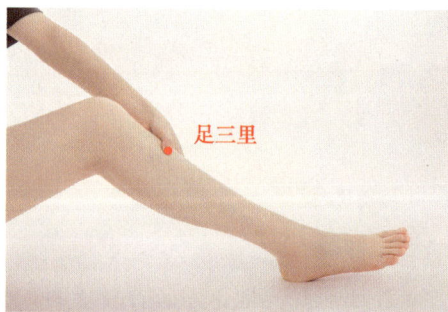

图 4-27-1 足三里

气降逆，通经活血。

主治：①胃痛，呕吐，噎膈，腹胀，腹泻。②痢疾，便秘。③下肢痿痹，癫狂。④乳痈，肠痈，疲劳诸症。

【体式功效】

缓解下背部压力，增强背部肌肉与灵活性；伸展臀部肌肉与大腿外侧肌肉，轻度开髋，刺激大腿外侧的足少阳胆经，内侧的足少阴肾经、足太阴脾经、足厥阴肝经，促进骨盆区域血液循环流动；通过刺激足三里穴，起到补中益气、健脾和胃的效果，可以治疗胃部的呕吐、噎膈、胃痛诸症。

【抵消体式】

动态雨刷式。

【体式示意图】

具体见图 4-27-2 和图 4-27-3。

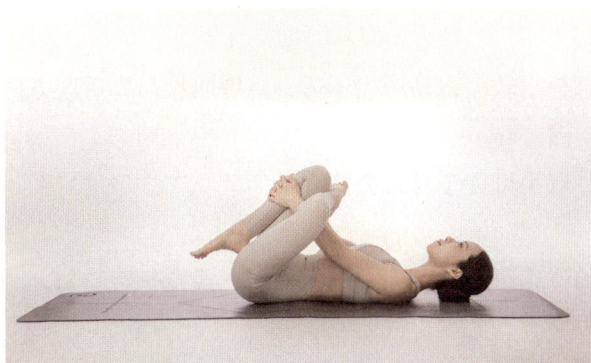

图 4-27-2　针眼式

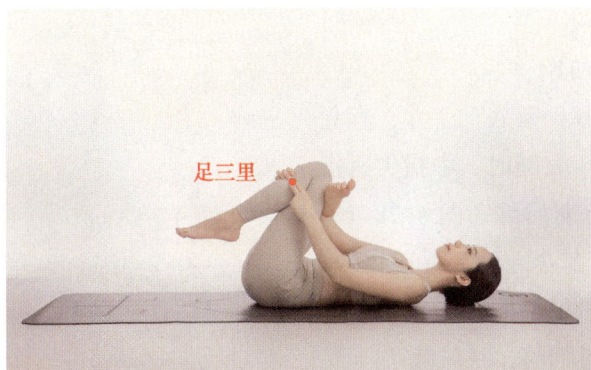

图 4-27-3　针眼式：足三里

第二十八节 香 蕉 式
Banana Pose

【动作】

1. 仰卧。

2. 骨盆保持中正，双腿挪向右侧，上半身向右侧弯至最大程度，左手顺着左耳方向延展，感受身体左侧的拉伸。

3. 保持 3～5 分钟，然后还原换侧练习。

【呼吸】

吸气时准备，呼气时侧弯。

【要点】

骨盆中正，沉肩沉背。

【矫正】

1. 如果腰部悬空较多，易产生不适，将臀肌拉向脚后跟方向，或在腰椎下方垫毛巾卷以支撑。

2. 生理期，双手可置于身体旁侧。

【变体】

1. 变换手的位置。双手可完全向上伸展，或枕于后脑勺。

2. 双腿可以交叠。

【刺激经络】

大腿外侧的足少阳胆经。

【按压穴位】

风市（GB 31）

定位：股部，髌底上 7 寸，直立垂手，掌心贴于大腿时，中指尖所指凹陷中，髂胫束后缘（图 4-28-1）。

简便取穴法：直立，手下垂于体侧，中指间所触之处即是风市穴。

功效：舒筋活络，祛风散寒。

主治：①下肢痿痹、麻木及半身

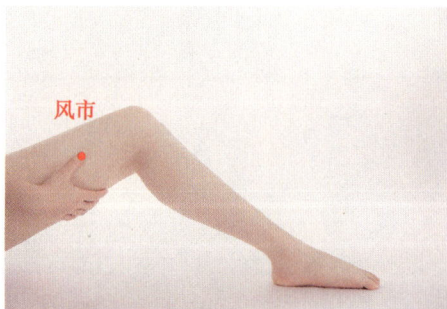

图 4-28-1　风市

不遂等下肢疾患。②遍身瘙痒，脚气。

【体式功效】

能有效拉伸侧腰和身体侧面肌群，刺激大腿外侧的足少阳胆经，促进消化，同时也能促进气血运行；通过刺激风市穴，起到舒筋活络、祛风散寒的作用，能够有效治疗下肢痿痹等一系列下肢疾患。

【抵消体式】

挺尸式。

【体式示意图】

具体见图 4-28-2 和图 4-28-3。

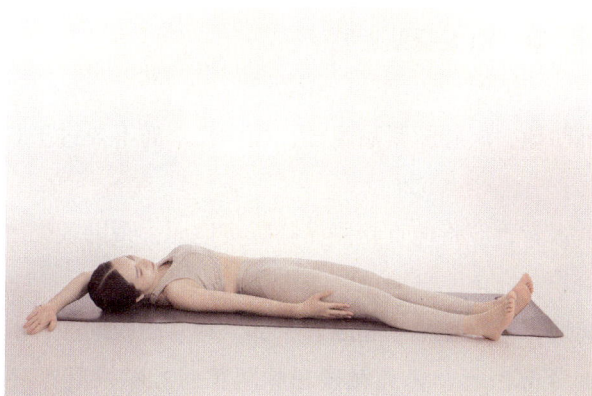

图 4-28-2　香蕉式

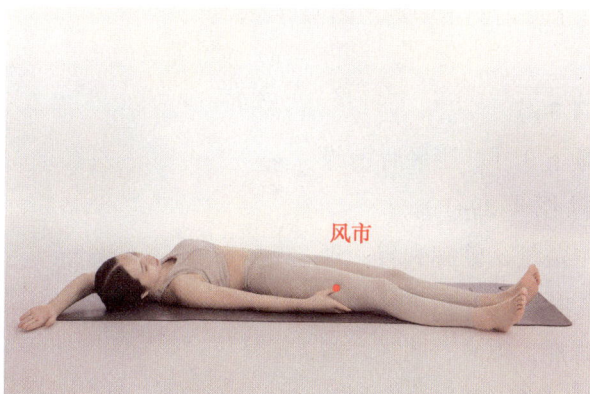

图 4-28-3　香蕉式：风市

第二十九节 祛 风 式
Wind-Relieving Pose

【动作】

1. 仰卧。

2. 屈左膝抬离地面，双手十指相交于左小腿胫骨中部；双手肘内收下拉，将左大腿紧贴腹部，两脚背自然绷直。

3. 保持 3 ~ 5 分钟，然后还原换侧练习。

【呼吸】

吸气时准备，呼气时大腿贴近躯干。

【要点】

伸直腿下沉贴地，屈膝腿紧贴腹部，颈部和双肩不要过于紧张。

【矫正】

腰部容易紧张者，应将伸直腿侧屈膝踩实地面，帮助腰椎沉向地面。

【变体】

1. 屈双膝离地，双手互抱小腿胫骨中部，将双腿拉向腹部。

2. 头部、上背部抬起，鼻尖触碰屈膝腿膝盖。腰椎间盘突出症患者不宜练习。

【刺激经络】

腰腹两侧和下肢前侧正中的足阳明胃经。

【按压穴位】

足三里（ST 36）

定位：犊鼻下 3 寸，距胫骨前缘一横指（中指）（图 4-29-1）。

功效：补中益气，健脾和胃，理气降逆，通经活血。

主治：①胃痛，呕吐，呃逆，腹胀，腹痛，肠鸣，泄泻，便秘。②热病，癫狂。③乳痈。④虚劳羸瘦。⑤膝足肿痛。

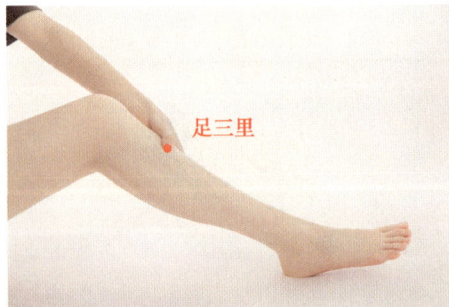

图 4-29-1 足三里

【体式功效】

拉伸腰骶部和臀部肌群，刺激腰腹两侧和下肢前侧正中的足阳明胃经，促进新陈代谢和气血运行，改善消化功能；拉伸大腿后侧肌群，温煦下肢，缓解腰膝酸软，通利关节，配合按压足三里，可有效缓解便秘、腹胀、腹痛现象，减少腹部脂肪。

【体式示意图】

具体见图 4-29-2 和图 4-29-3。

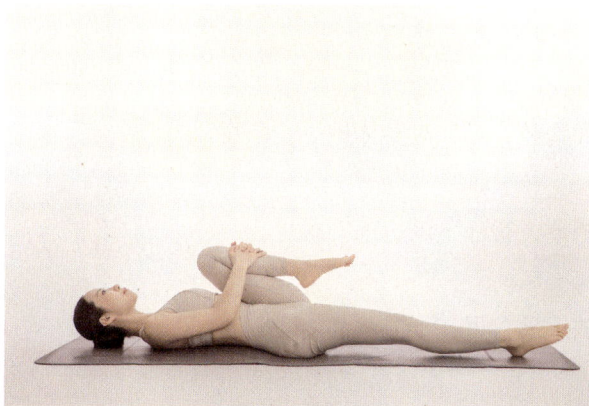

图 4-29-2　祛风式

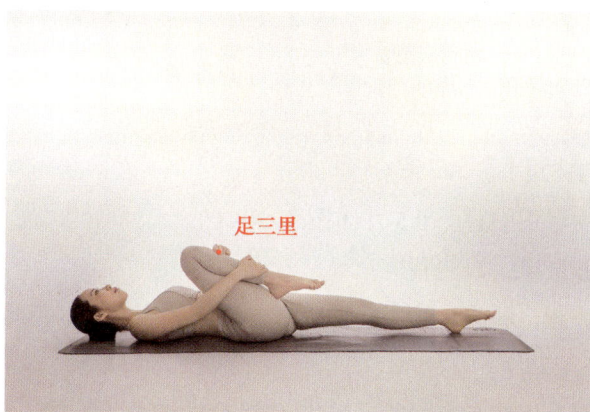

足三里

图 4-29-3　祛风式：足三里

第三十节 花 环 式
Garland Pose

【动作】

1. 山式站姿。

2. 两臂前平举，屈膝下蹲，双膝外展，身体前倾，两臂从前向后环抱小腿，手握住脚后跟，额头触地。

3. 保持几组呼吸，然后还原。

【呼吸】

吸气时扩展胸腔，呼气时身体进一步下沉。

【要点】

脚跟并拢落地，臀部下沉，前额触地。

【矫正】

如前额无法触地，可在下方垫高。

【变体】

1. 蝴蝶式。

2. 双手向前伸直。

【刺激经络】

头部和胸腹正中纵行的任督二脉和横行的带脉。

【按压穴位】

1. 神庭（GV 24）

定位：前发际正中直上 0.5 寸（图 4-30-1）。

功效：平肝息风，清热利窍。

主治：①鼻渊，鼻衄。②头痛，眩晕，癫狂，痫证。③呕吐。

2. 印堂（GV 29）

定位：两眉毛内侧端中间的凹陷中（图 4-30-2）。

功效：明目通鼻，宁心安神。

主治：①头痛，眩晕。②失眠。③鼻渊，鼻衄。④小儿惊风。

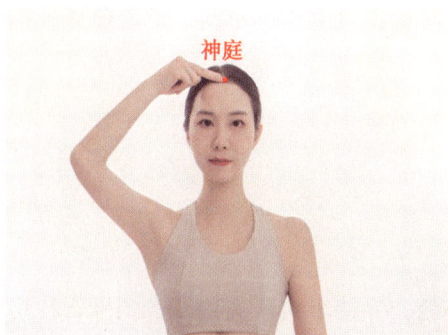

图 4-30-1　神庭

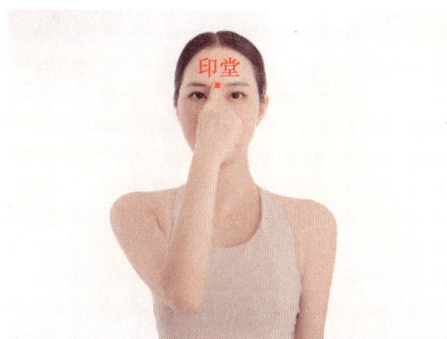

图 4-30-2　印堂

【体式功效】

改善骨盆区域血液循环，促进消化，缓解下背部疲劳，减轻压力，增强踝关节的稳定性。刺激神庭、印堂穴，可提神醒脑，缓解头晕、头痛，改善睡眠，减轻焦虑情绪。

【体式示意图】

具体见图 4-30-3。

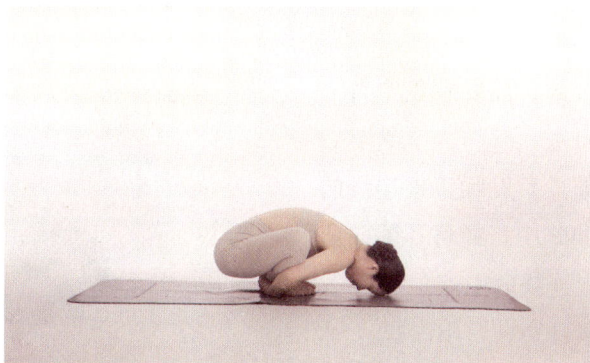

图 4-30-3　花环式：神庭、印堂

第三十一节　叩首式
Bowing Pose

【动作】

1. 金刚坐。

2.髋屈曲，腹部贴于大腿前侧，前额触地；双手抓握小腿，重心前移，抬起臀部，大腿垂直于地面，头部触地。

3.保持3～5分钟，然后还原。

【呼吸】

吸气时延展脊柱，呼气时前屈。

【要点】

大腿垂直于地面，双手臂伸直抓握小腿，保持小腿压实垫子，颈椎脊柱均匀伸展。患有高血压、眩晕或头部有外伤者，不宜练习此体式。

【矫正】

1.身体与地面接触位置可垫毛毯。

2.肩膀有意识下沉，远离双耳。

【变体】

双手交扣于后背，倒向头顶方向。

【刺激经络】

头部正中的督脉。

【按压穴位】

百会（GV 20）

定位：在头部，前发际正中直上5寸（图4-31-1）。

取法：在前、后发际正中连线的中点向前1寸凹陷中。或将耳郭向前折，两耳尖向上连线的中点。

功效：苏厥开窍，升阳固脱。

主治：①头痛，眩晕，中风失语，癫狂。②失眠，健忘。③脱肛，阴挺，久泻。

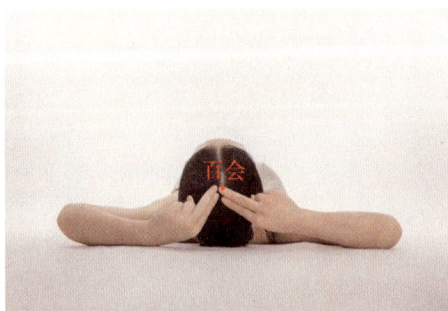

图4-31-1 百会

【体式功效】

改善头痛、失眠，促进头部血液循环。按压百会，可以通一身之阳气，醒脑开窍，缓解眩晕、失眠、健忘等神经系统疾病症状。

【体式示意图】

具体见图4-31-2。

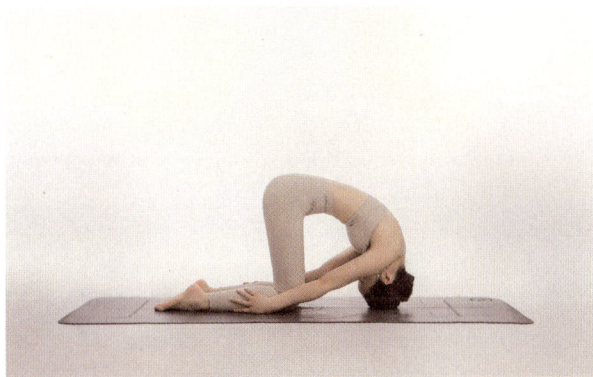

图 4-31-2 叩首式：百会

第三十二节 鱼 戏 式
Playful Fish Pose

【动作】

1. 俯卧。

2. 十指交叉置于额头下方，头侧转，同侧腿屈膝，躯干侧弯，肘膝相触，双眼微闭。

3. 保持 3 ～ 5 分钟，然后还原换侧练习。

【呼吸】

保持自然呼吸。

【要点】

肘膝相触，脚掌与伸直腿贴合。

【刺激经络】

手臂背侧的手少阳三焦经。

【体式功效】

该体位是放松体位，通过配合自然呼吸，通调水道，疏通气血，调畅人体上、中、下三焦的气机，有助于全身放松。

【体式示意图】

具体见图 4-32-1。

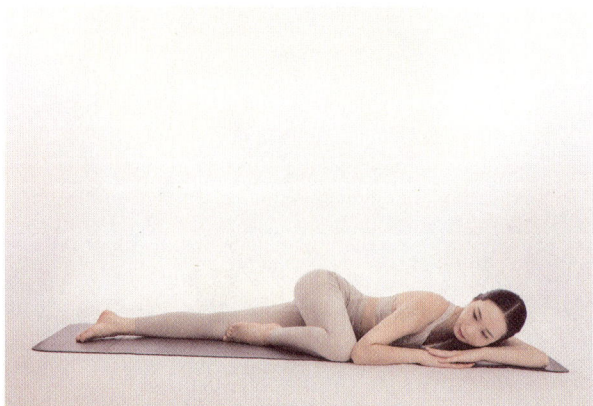

图 4-32-1　鱼戏式

第三十三节　靠墙倒箭式
Legs-Up-the-Wall Pose

【动作】

1.仰卧于墙边。

2.双腿抬起与地面垂直，双腿后侧及臀部贴墙。微收下颌，目光平视（图4-33-1）。

3.保持 3～5 分钟或更长时间，然后还原。

【呼吸】

吸气时准备，呼气时抬腿。

【要点】

腰骶部贴实地面，双腿自然伸直贴墙。下肢易水肿或紧张者宜练。

【矫正】

1.无法收下颌，后脑勺下方适当垫高。

2.腰骶区域无法贴实地面，可在腰骶区域垫毛毯或抱枕。

3.双脚伸直困难者，可将双脚打开至自己舒适位置。

【变体】

1.靠墙单侧坐角式。骨盆中正，一条腿固定不动，另一条腿向旁侧打开至自己最大程度。

2.靠墙坐角式。骨盆中正，将双腿同时向两侧打开至自己最大程度。

3.靠墙蝴蝶式。屈双膝，脚心相贴，将双脚脚后跟靠近会阴，膝盖沉向墙壁方向。

4.靠墙针眼式。微屈双膝，将一条腿的脚背置于另一条腿的大腿前侧，一只手置于上方腿脚踝处，另一只手推上方腿膝盖远离躯干。通过下方腿的屈膝程度来增强臀腿侧面的拉伸感。

【刺激经络】

身体后侧的足太阳膀胱经。

【按压穴位】

1. 中脘（RN 12）

定位：在上腹部，前正中线上，脐上4寸处（图4-33-1）。

功效：和胃健脾，降逆利水。

主治：①胃痛，腹胀，呕逆，食不化。②肠鸣，泄泻，便秘，便血。

2. 天枢（ST 25）

定位：在腹部，横平脐中，前正中线旁开2寸（图4-33-2）。

功效：理气止痛，活血散瘀，清利湿热。

主治：①腹痛、腹胀、腹泻等胃肠病证。②月经不调、痛经等妇科病证。

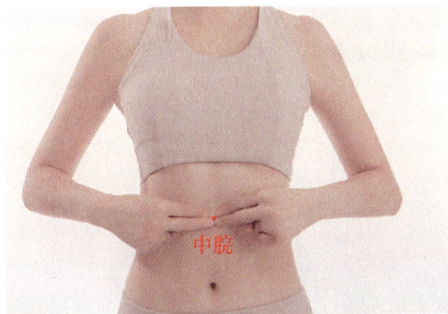

图4-33-1 中脘

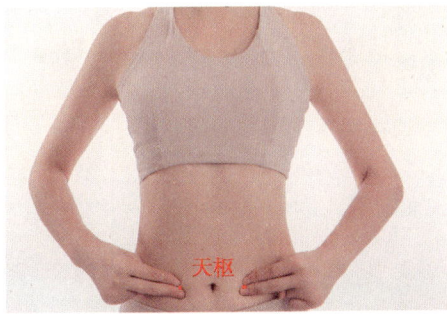

图4-33-2 天枢

3. 环跳（GB 30）

定位：侧卧屈股，在股骨大转子最高点与骶骨裂孔的连线上，当外1/3与中1/3的交点处，微屈掌，小指掌关节按在股骨大转子顶端，下按，当拇指尖到达处是穴（图4-33-3）。

功效：祛风湿，利腰腿。

主治：①半身不遂，瘫痪，下肢痿痹。②腰脊痛，腰胯疼痛，挫闪腰痛。

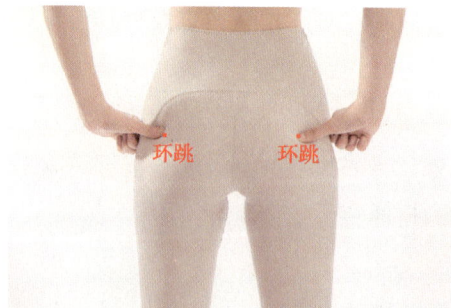

图 4-33-3　环跳

【体式功效】

　　有助于促进体液的流通，刺激内分泌，调节腰背部不适感，消除腿部疲劳和多余的脂肪，缓解水肿；使更多的血液流向上半身和大脑，有利于滋养大脑，增强全身的血气循环，平稳血压；配合缓慢有规律的呼吸，可以刺激身体放松和消化神经，对身体的消化和疲劳恢复都有好处。摩腹刺激中脘、天枢，可以健脾化湿，治疗呕吐、反胃，缓解腹痛、腹胀等胃肠病证；按压环跳，可以祛风湿，利关节，缓解风湿痹痛、麻木不仁等下肢痛症。

【体式示意图】

　　具体见图 4-33-4、图 4-33-5 和图 4-33-6。

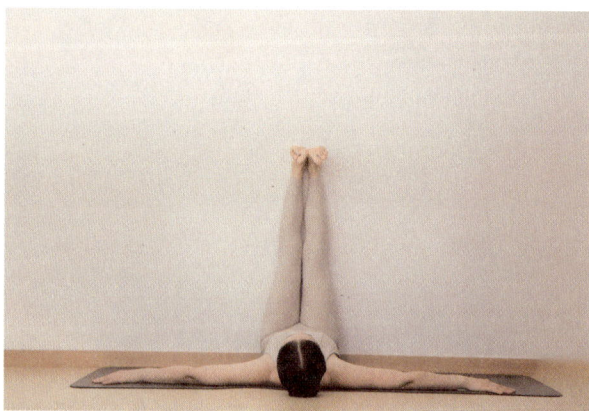

图 4-33-4　靠墙倒箭式

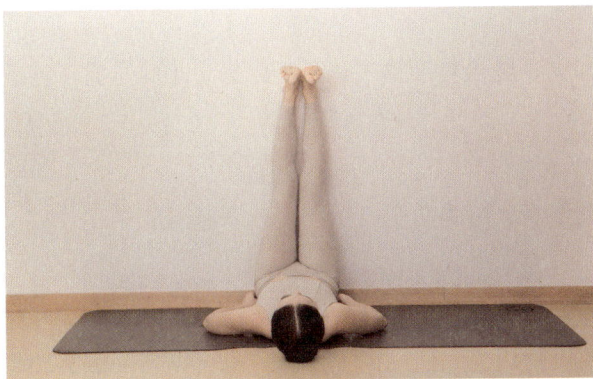

图 4-33-5　靠墙倒箭式：环跳

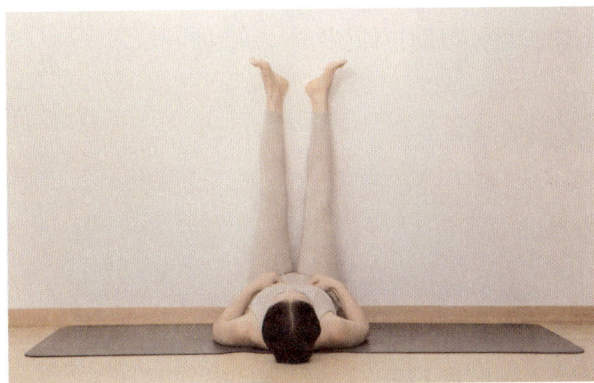

图 4-33-6　靠墙倒箭式：天枢、中脘

第三十四节 支撑桥式
Supported Bridge Pose

【动作】

1. 仰卧。

2. 屈双膝，双脚分开与髋同宽，脚尖稍朝外。手臂伸直，双手掌心向下压住地面，抬起臀部、背部，上提胸腔并微收下颌，将骶骨区域置于瑜伽砖上，或屈肘握拳支撑骶骨区域。

3. 保持 3 ～ 5 分钟，然后还原。

【呼吸】

吸气时抬起，呼气时回落。

【要点】

双膝与髋同宽，膝盖对准第二、三脚趾头，小腿垂直于地面，下颌内收至胸骨。

【矫正】

膝关节易紧张者，可将双腿自然伸直或双膝双脚稍朝外。

【变体】

1. 直腿桥式。将双腿伸直。

2. 单腿桥式。可以将一侧腿向上伸直；也可以将一侧腿屈膝外旋，脚背置于另一条腿的大腿前侧，呈针眼式。

3. 双手位置的变化。可以将双手相扣于砖后，肘心向上，帮助打开双肩；也可以将双手倒向头顶，帮助拉伸侧腰。

【刺激经络】

身体后侧的足太阳膀胱经。

【按压穴位】

1. 上髎（BL 31）

定位：正对第 1 骶后孔中（图 4-34-1）。

功效：调经活血，壮腰补肾。

主治：①月经不调，带下病，阴挺，阴疝。②腰骶痛。

2. 次髎（BL 32）

定位：在骶部，当髂后上棘内下方，适对第 2 骶后孔处（图 4-34-1）。

功效：补益下焦，强腰利湿。

主治：①疝气。②月经不调，痛经，带下病。③小便不利，遗精，腰痛，下肢痿痹。

3. 中髎（BL 33）

定位：正对第 3 骶后孔中（图 4-34-1）。

功效：补益下焦，强腰利湿。

主治：①月经不调，带下病，小便不利。②便秘，泄泻。③腰骶痛。

4. 下髎（BL 34）

定位：正对第 4 骶后孔中（图 4-34-1）。

功效：调理下焦，强健腰膝。

主治：①带下病，便秘，便血，小便不利。②疝痛引小腹，腰痛。

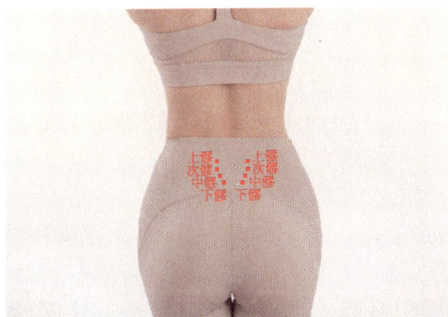

图 4-34-1　上髎、次髎、中髎、下髎

【体式功效】

伸展腹部，缓解背部不适。刺激八髎穴，强腰利湿，治疗月经不调、带下病、小腹冷痛等泌尿生殖系统疾病。

【体式示意图】

具体见图 4-34-2 和图 4-34-3。

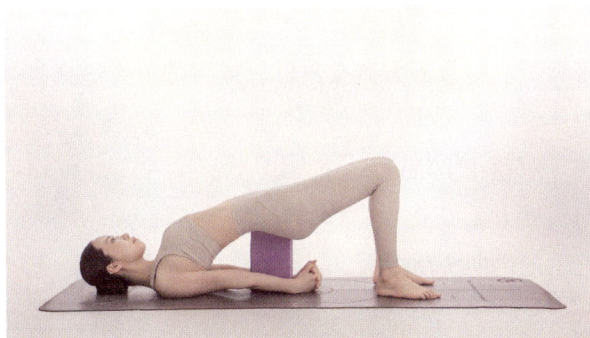

图 4-34-2　支撑桥式

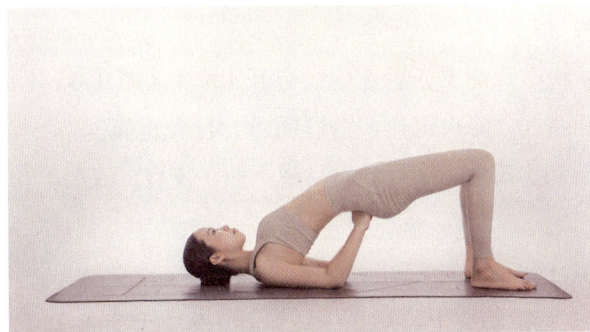

图 4-34-3　支撑桥式：上髎、次髎、中髎、下髎

第三十五节 支撑鱼式
Supported Fish Pose

【动作】

1.山式坐姿。

2.屈双膝，双手固定身后瑜伽砖，将肩胛骨下缘区域置于瑜伽砖上，颈部后仰，头顶着地，胸腔上提；双手、双腿伸直，整个背部成弓形。

3.保持 3～5 分钟，然后还原。

【呼吸】

吸气时胸腔上提，呼气时还原。

【要点】

胸腔充分上提、展开，头顶触地，患严重颈部疾病者不宜练习此体式。

【矫正】

1.颈部紧张者，头顶下方垫高。

2.腰部紧张者，肩胛骨下方砖头放低，或臀部下方垫高。

【变体】

1.莲花鱼式。双莲花坐姿进入。

2.双手倒向头后方。

3.双手互抱手肘倒向头后方。

【刺激经络】

腰背部的足太阳膀胱经。

【按压穴位】

1.肝俞（BL 18）

定位：第9胸椎棘突下，后正中线旁开1.5寸（图4-35-1）。

功效：疏肝理气，降火退热，益肝明目，行气止痛。

主治：①胁痛，黄疸。②目赤，目视不明，夜盲，流泪。③吐血。④癫狂，痫证。

2.胆俞（BL 19）

定位：第10胸椎棘突下，后正中线旁开1.5寸（图4-35-2）。

功效：疏肝利胆，清热化湿。

主治：呕吐，口苦，黄疸，胁痛。

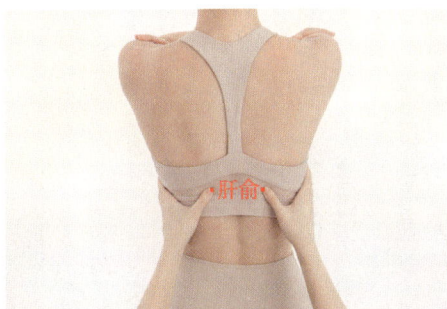 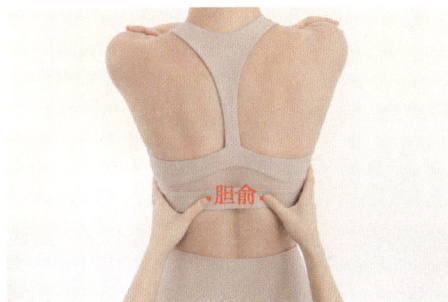

图 4-35-1　肝俞　　　　　　　　　　图 4-35-2　胆俞

【体式功效】

舒展胸部和颈部，强化肩、背部肌群，缓解抑郁和压力，配合按压肝俞和胆俞，有助于疏肝利胆，消郁除结，促进胆汁正常分泌和流动，缓解消化不良、腹痛腹胀等症状。

【体式示意图】

具体见图 4-35-3。

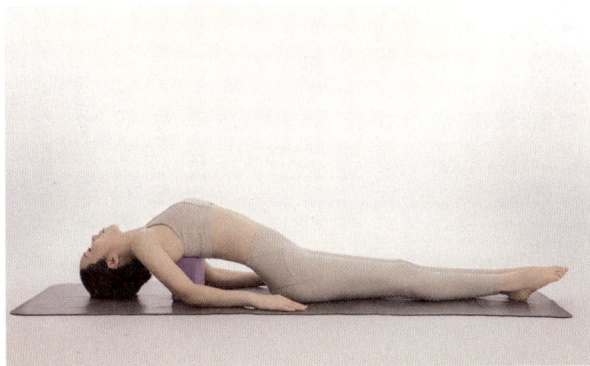

图 4-35-3　支撑鱼式：肝俞、胆俞

附　阴瑜伽体式及配穴总览表

体式	配穴	穴位部位	体式功效	穴位功效
1. 融心式	手三里	手	1. 伸展上背部和中背部，刺激背部足太阳膀胱经，升补阳气，调理脏腑 2. 打开肩部和胸部，同时刺激上肢中线的手少阳三焦经和手厥阴心包经，宁心安神	舒筋活络，镇静止痛 1. 治疗头面部的头痛、齿痛、咽喉疼痛 2. 治疗上肢局部的手臂疼痛、肩背疼痛等
	合谷			
2. 脚踝伸展式	血海	膝	1. 伸展脚踝，刺激足太阴脾经，健脾行气，利湿消肿，调摄气血 2. 拉伸骨盆区域，同时刺激足厥阴肝经和足少阴肾经，固本培元	理气和胃，统血止崩 1. 缓解下肢股内侧痛，膝关节疼痛，腿脚肿痛 2. 治疗消化系统胃酸呕吐、胃痛等 3. 治疗女子气血亏虚、月经不调等妇科病 4. 皮肤瘙痒等血热性皮肤病
	梁丘			
3. 脚趾蹲式	次髎	腰	伸展脚趾和脚掌，强健脚趾，通过挤压脚踝，刺激下身相关经络，促进整个足部的血液循环，从而打开足底之足少阴肾经与足背的足太阴脾经、足厥阴肝经和足少阳胆经，补益下焦	补益下焦，强腰利湿 1. 治疗生殖系统的月经不调、痛经等 2. 治疗腰部疼痛、下肢痿痹
4. 蝴蝶式	膻中	胸腹	1. 伸展下背部，刺激足太阳膀胱经，升举阳气，调理脏腑 2. 拉伸内收肌，刺激足少阴肾经和足厥阴肝经，剌激肾脏和不活跃的腺体，有利于改善泌尿系统疾病，促进盆和腹部区域的血液循环	理气活血，宽胸利膈 1. 治疗产妇乳少、乳腺炎等 2. 治疗胸腹疼痛、噫膈、呕吐等

续表

体式	配穴	穴位部位	体式功效	穴位功效
5. 半蝴蝶式	涌泉	脚	1. 舒展背部，刺激背部足太阳膀胱经，祛风通络，调理气机 2. 拉伸腹股沟和腿部肌群，促进骨盆区域血液循环，刺激下肢诸多经络，温补阴元 3. 拉伸、按摩腹部，刺激腹部足少阴肾经，健脾和胃，宣通降逆	固本培元，调畅二便 1. 治疗女子月经不调、带下病，男子遗精、阳痿等生殖系统问题 2. 治疗脾胃虚弱导致的便秘、疝气等疾病
	三阴交			
6. 猫拉尾式	大溪	脚	1. 背部前拱，刺激足太阳膀胱经，温经散寒；背部扭转，刺激足少阴肾经，固本培元；同时有助于缓解下背部疼痛 2. 拉伸大腿前侧肌肉，刺激足阳明胃经和足太阴脾经，理气和中，帮助松髋关节和骶骨	滋阴养肾，补脾益肺 1. 治疗呼吸道和肺部的咽喉肿痛、咳嗽气喘和胸痛 2. 缓解腰背酸痛，下肢冷痛
	涌泉			
7. 毛虫式	丰隆	腿	1. 舒展背部肌肉和韧带，缓解肌肉紧张，促进背部血液循环 2. 挤压胃部，刺激消化系统，缓解便秘腹胀等不适症状 3. 刺激肾脏，帮助治愈预防尿频并可提升性控制力，刺激膀胱经，能有效预防缓解尿频等问题 4. 起到按摩心脏的作用，可预防孔腺增生症	行气活血，补中益气 1. 治疗下肢痿痹 2. 治疗消化不良，便秘腹胀
	足三里			
8. 婴儿式	风池	头肩	1. 舒展髋关节及背部肌肉，可以刺激督脉，有利于放松身心，舒缓腰背，缓解背部和颈部疼痛，可作为后展体式的恢复放松姿势 2. 屈身向下时会轻微地挤压胃部和胸部，有助于消化	平肝息风，清热解表，聪耳明目 1. 头面部：头痛、眩晕、失眠、癫痫、中风、目赤肿痛、视物不明、鼻塞、鼻衄、鼻渊、耳鸣、咽喉肿痛 2. 感冒，热病 3. 颈项强痛
	百会			

续表

体式	配穴	穴位部位	体式功效	穴位功效
9.悬挂式	天井	手	1.伸展下背部，刺激背部的膀胱经，调理脏腑，减少压力 2.拉伸后腿跟腱，实现腿部韧带热身，拉伸腿部肌肉，按摩胃部	行气散结，安神通络 治疗偏头痛、胸胁痛、肘臂痛等
10.鹿式	气海	腹	1.打开胯部或以平衡的方式旋转胯部，包括向外侧（前腿）和向内侧（后腿），激活胆经，调理脏腑 2.拉伸大腿，激活胃经和脾经，有利于改善消化功能并减少胀气 3.屈右膝，将右脚跟抵住会阴处，刺激肝经和肾经，通脉活络，养筋健骨	培元固本，温肾助阳，调经止带
	关元			1.治疗中风脱证、虚劳羸瘦等元气虚损病证 2.治疗月经不调、带下病、痛经等妇科病、遗精、阳痿等男科病 3.腹痛、腹泻等肠胃病证、以及少腹疼痛、疝气等
	中极			
11.龙式系列	（1）婴儿龙式　足三里	腿	1.伸展腹股沟和大腿前后侧肌肉，促进骨盆区域血液循环，刺激膀胱经，调节人体津液代谢，促进肾脏健康 2.伸展肩背部，增强平衡感，刺激胃经、脾经、肝经与胆经，和胃降逆，促进水湿运化	补中益气，舒筋活络 1.治疗与脾胃有关的胃痛、腹胀呕吐与腹泻 2.舒缓足部疼痛和腰骶部疼痛
	昆仑			
	（2）高飞龙　血海	膝	1.伸展后腿的髋屈肌和股四头肌，刺激胃经，升举阳气，健脾行气，利湿消肿 2.拉伸腹股沟位置，同时刺激肝胆肾经，固本培元，调摄气血 3.伸展背部肌肉，刺激背部膀胱经，升补阳气，调理脏腑	统血调经，理气消肿 1.治疗生殖系统的女子月经不调，男子睾丸肿痛等 2.治疗下肢局部关节疼痛、下肢不遂等
	梁丘			

续表

体式	配穴	穴位部位	体式功效	穴位功效
11.龙式系列				
（3）低飞龙	合谷	手	1.伸展腹股沟和大腿前后侧肌肉，刺激下肢前内侧的经络，促进骨盆区域血液循环　2.伸展肩背部，刺激背部膀胱经，升补阳气，调理脏腑	镇静止痛，通经活络，清热解表　1.治疗头面部的头痛、齿痛、咽喉肿痛　2.治疗外感导致的恶寒发热、无汗或多汗
	劳宫			清热开窍，宁心安神（急救）治疗中风、昏迷、中暑、心绞痛
（4）扭转龙	阴陵泉	膝	1.伸展关节窝，刺激膀胱经，升阳排毒，调理脏腑　2.拉伸髋部，刺激肾经、肝胆经、胆经及脾胃经，统摄气血，利水渗湿，固本培元	健脾渗湿，舒筋活血　1.治疗胃脘部腹胀泄泻，胃肠炎等肠道疾病　2.治疗下焦小便不利、生殖器官肿痛等泌尿生殖系统疾病　3.治疗局部关节膝关节疼痛、肩周炎等病痛
	血海			
（5）襄龙式	养老	手	1.伸展腹股沟和大腿前后侧肌肉，刺激下肢内侧经络，促进骨盆区域血液循环　2.伸展肩背部，刺激背部膀胱经，升补阳气，调理脏腑	清头明目，充养阳气，舒筋活络　1.治疗头面部的目视不明、头痛、面痛　2.治疗上肢局部的肩背肘臂酸痛
（6）大跨步龙式	太冲	脚	1.舒展脚踝后侧，刺激肾经、膀胱经，清风散热，明目通窍　2.伸展腹股沟，促进骨盆区域血液循环，刺激肝经，通利下焦　3.伸展大腿前后侧肌肉，刺激胃经、胆经、脾经，清热化湿，健脾理气　4.伸展肾、背部，增强平衡感，刺激膀胱经，祛风通络	平肝息风，疏肝养血　1.治疗女子月经不调　2.治疗上腹部胁肋痛、腹胀等

续表

体式	配穴	穴位部位	体式功效	穴位功效
11. 龙式系列 (7)劈腿龙	涌泉	脚	1. 拉伸下肢肌肉，刺激下肢诸多经络，滋阴益肾 2. 促进髋部与腿部血液循环	平肝息风，醒脑开窍 1. 对心烦、惊风、足心热等有明显治疗效果 2. 缓解腰脊部疼痛
(8)火呼吸龙	内关	手	1. 伸展后腿的髋屈肌和股四头肌，刺激脾胃经和膀胱经，升举阳气，健脾行气，解毒通络 2. 打开腹股沟位置，同时刺激肝胆肾经，固本培元，调摄气血	宁心安神，理气和胃，舒筋活络 治疗心悸、心胸胁痛、胃脘疼痛、呃逆、失眠、臂痛等
12. 蜻蜓式	太阳 耳门 翳风	头肩	1. 拉伸手臂肌肉，刺激手少阳三焦经 2. 双腿打开，拉伸大腿后侧肌肉，可刺激足太阳膀胱经，缓解头、目痛及臀部等下肢后侧疼痛，同时刺激足太阴脾经 3. 上身扭转时，牵拉身侧肌肉，刺激足少阳胆经	1. 醒脑开窍，治疗头痛、耳鸣等头面部五官疾病，缓解黄疸、口苦等热病 2. 治疗脾胃病及月经不调、崩漏等前阴病
13. 蛙式	章门 带脉	腰	1. 打开髋部，尤其是大腿的内收肌，能使腿内侧的压力作用于脾经和肾经，促进消化，减缓痛经 2. 刺激肋肋部的肝经，能祛风除湿，清热解毒	疏肝健脾，调经止带 1. 治疗消化不良、腹胀等消化系统疾病 2. 调理月经不调、闭经等妇科病
14. 快乐婴儿式	涌泉	脚	1. 深度打开髋部，使大腿内侧的刺激作用于脾经、肺经和肾经，舒筋通络 2. 放松骶骨，刺激膀胱经，强健腰膝，疏调下焦 3. 深度挤压胃脏，刺激胃经，益肾助阳 4. 充分拉伸手臂，刺激肺经，利咽安神	滋阴益肾，平肝息风 1. 治疗脾胃虚弱导致的肠鸣、腹胀、腹泻 2. 缓解腰脊部疼痛，强健腰膝

续表

体式	配穴	穴位部位	体式功效	穴位功效
15. 仰卧扭转式	归来	胸腹	1. 扭转脊柱，刺激沿着脊柱的膀胱经，扭转胆经，有利于提高脊柱的灵活性，促进血液循环，刺激背部肌群，减轻坐骨神经痛 2. 臂高过头部，刺激手臂上的三条经络——手少阴心经、手太阴肺经和手太阴小肠经，促进气血运行 3. 按摩腹部，调节胃脏	健脾和胃，理气调经
	天枢（对侧）			1. 治疗闭经、月经不调、带下病等妇科病证 2. 便秘、泄泻、痢疾等胃肠病证
16. 马鞍式	涌泉	脚	1. 加强大腿前侧肌群的拉伸，刺激胃经，通经活络 2. 伸展腹部，促进血液循环，刺激胃经、肾经和脾经、宽胸理气，健脾和胃 3. 灵活膝、踝关节，刺激胃经、膀胱经、脾经，健脾化湿	滋阴益肾，醒脑开窍 1. 治疗心烦、惊风、高血压等 2. 治疗消化系统和泌尿系统的便秘、小便不利
17. 挺尸式	中脘	胸腹	放松身心，培养自我觉知能力	培元固本，温肾调经，温中化湿 1. 可治疗阴痿、遗精等男科病，月经不调、痛经等妇科病 2. 治疗便秘、泄泻等胃肠病证 3. 治疗中风脱证、助下痛、癃闭等
	天枢			
	气海			
	关元			
18. 鞋带式	肩井	头肩	1. 放松髋关节，减轻背部压力，缓解下背部的疼痛 2. 拉伸大腿外侧，挤压大腿内侧，刺激足厥阴肝经、足少阴肾经和与其相表里的足太阳膀胱经，按摩肠胃器官，缓解肠胃问题	肩髎穴和肩髃穴配合，可有效缓解肩臂痛
	肩髃			
	肩髎			

续表

体式	配穴	穴位部位	体式功效	穴位功效
19. 蜗牛式	肾俞 命门	腰	1. 加强肩颈部力量，促进气血流通，缓解肌肉疲劳 2. 按摩腹部，放松背部肌群，刺激膀胱经，改善血液循环，利水渗湿	温补元阳，益肾壮阳 1. 缓解头晕、耳鸣、早泄等由于肾脏而产生的疾病 2. 治疗腰脊强痛，下肢痿痹等病证
20. 狮身人面式（海豹式）	劳宫 曲池	手	1. 伸展下背部，刺激背部的膀胱经，升补阳气，同时刺激下肢的膀胱经和肾经，调节气血，加强骨盆区域血液循环 2. 向后伸展颈部，可以刺激甲状腺	清热消肿，调和气血，宁心安神 1. 治疗头面部的咽喉肿痛、齿痛、目赤肿痛 2. 治疗上肢局部的上肢不遂，肘臂无力
21. 方块式	三阴交 阴陵泉 地机	膝	1. 拉伸髋部和大腿外侧，促进盆周边血液循环，滋养子宫，刺激伸展到大腿外侧及臀部外侧的胆经，并刺激腹股沟部的肝经，调畅气血，疏肝解郁 2. 前屈时牵拉背部肌肉，减缓下背部的压力，刺激膀胱经，排毒通窍，调节脏腑	调经活络，健脾除湿 1. 治疗女子月经不调，男子遗精，小便不利等泌尿生殖系统问题 2. 治疗腰膝酸痛，下肢软等
22. 蹲式	养老 内关 血海	手	打开髋部，强健脚踝，减少下背部的压力，同时刺激腿内侧的肝经、肾经和背部的膀胱经，促使血液回流于盆腔	舒筋活络，宁心安神，调经统血 1. 治疗上肢局部的肩背肘臂酸痛和颈项部项强 2. 治疗心悸、心胸胁痛、心律不齐等心系疾病 3. 治疗月经不调，痛经，闭经，崩漏等妇科病证

续表

体式	配穴	穴位部位	体式功效	穴位功效
23. 天鹅式	三阴交	膝	1. 伸展腿部肌肉，灵活髋、膝、踝关节，缓解脊柱压力，促进骨盆区域血液循环。刺激腿前侧的脾胃经和腿外侧的胆经，消除便秘，排毒助眠 2. 锻炼腹部和腿内侧肌，刺激肝经、肾经和膀胱经，调畅气血，疏通经络	固本培元，益气健脾 1. 治疗女子月经不调，男子遗精、小便不利等泌尿生殖系统疾病 2. 治疗局部淤症下肢水肿、肩周炎，治疗脾胃虚弱证 3. 治疗心悸、失眠、高血压等疾病
24. 睡天鹅式	四神聪	头顶	1. 温和地打开髋部，放松髋关节，缓解久坐导致的坐骨神经痛与下背部疼痛，同时温暖骨盆，使骨盆区域的血液循环更为畅通 2. 拉伸大腿肌肉，刺激大腿内侧的足厥阴肝经和足少阴肾经，调畅气机，舒畅情志；刺激大腿外侧的足少阳胆经，大腿前侧的足阳明胃经和足太阴脾经	1. 缓解疲劳，改善乏力，提升睡眠质量 2. 如果在生理期练习，则可以缓解经期疼痛 3. 按压四神聪穴可有效缓解头痛、头昏
25. 骆驼式	太溪	胸	1. 上臂和肩膀伸展，可以刺激手少阴心经和手太阴肺经，宽胸理气，通经活络 2. 脊柱后展，刺激足太阳膀胱经，疏肝利胆，活血通脉，同时有助于矫正圆肩驼背等不良体态，改善胸廓形态，增强腰背肌肉力量 3. 伸展大腿前侧肌肉，脚踝，刺激足阳明胃经、足少阴肾经和足太阳膀胱经，舒筋通络，强健腰腿 4. 如果头颈前侧放松向下，甲状腺会受到刺激，可预防甲状腺疾病	滋阴益肾，培土生金 1. 治疗头面部的咽喉肿痛、齿痛 2. 治疗腰背部疼痛，下肢冷痛等

续表

体式	配穴	穴位部位	体式功效	穴位功效
26. 雨刷式	无		1. 拉伸大腿外侧肌肉，刺激足少阳胆经，通经活络 2. 拉伸侧腹、髂前侧，祛除浊毒，培补正气 3. 同时灵活髋关节，缓解下背部压力，坐骨神经痛，改善体态	
27. 针眼式	足三里	腿	1. 缓解下背部压力，增强背部肌肉与灵活性 2. 伸展臀部肌肉与大腿外侧肌肉，轻度开髋，刺激大腿外侧的足少阳胆经，内侧的足少阴肾经、足太阴脾经和足厥阴肝经，促进骨盆区域血液循环流动	补中益气，健脾和胃 治疗胃部的呕吐、嗳膈、胃痛诸症
28. 香蕉式	风市	腿	拉伸侧腹和身体侧面肌肉，刺激大腿外侧的足少阳胆经，促进消化，同时也能促进气血运行	舒筋活络，祛风散寒 治疗下肢痿痹等下肢疾患
29. 祛风式	足三里	腿	1. 拉伸骶部和臀部肌群，刺激腰腹两侧和下肢前侧正中的足阳明胃经，促进新陈代谢和气血运行，改善消化功能 2. 拉伸大腿后侧肌群，温煦下肢，缓解腰膝酸软，通利关节	补益气血，健脾和胃，理气降逆，调经导滞 1. 强壮要穴，治疗虚劳羸瘦、下肢痿痹等虚证 2. 治疗腹胀、腹痛、便秘、泄泻等消化系统疾患 3. 治疗癥瘕、月经不调等妇科病证
30. 花环式	神庭	头	1. 拉伸大腿外侧肌群，刺激胆经，疏通经络，滋阴养肝，调畅情志 2. 拉伸腰背部肌肉，刺激人体后侧正中的督脉，补益全身之阳，统率阳经气血，调节脑的功能和生殖功能	明目通鼻，清热利窍，平肝息风，宁心安神 治疗头痛、眩晕、失眠等脑部疾患
	印堂	头		1. 治疗头痛、眩晕 2. 治疗鼻塞、鼻渊、目痛等头面五官疾患

续表

体式	配穴	穴位部位	体式功效	穴位功效
31. 叩首式	百会	头	拉伸腰背部肌肉，刺激人体后正中的督脉，补益全身之阳，统率阳经气血，调节脑的功能和生殖功能	苏厥开窍，升阳固脱。1.治疗头痛、眩晕、失眠、健忘等脑部疾患；2.治疗脱肛、阴挺等内脏脱垂病证
32. 鱼戏式	无	腹	拉伸全身背侧肌肉，刺激手足三阴经，运行气血，协调阴阳，调整虚实	
33. 掌墙倒箭式	中脘	腹	1.放松腰骶部和臀部肌群，刺激身体后侧的膀胱经，促进新陈代谢和气血运行	舒筋活络，疏利关节，通利水道
	天枢	腹		1.治疗痔疾、便秘、小便不利等消化系统疾患
	环跳	臀	2.拉伸大腿后侧肌群，温煦下肢，缓解腰膝酸软，通利关节	2.治疗腰、骶、臀、下肢等部位疼痛
34. 支撑桥式	上髎	腰	1.拉伸胸腹部肌肉，刺激前正中线上的任脉，调节生育功能	调经活血，壮腰补肾，调理下焦，强健腰膝
	次髎	腰		1.治疗月经不调、带下病等妇科病证
	中髎	腰	2.拉伸大腿前侧肌群，刺激胃经，健脾和胃，益气养血	2.治疗腰骶部疼痛、下肢痿软等疾患
	下髎	腰		
35. 支撑鱼式	肝俞	腰	舒展胸部和颈部，强化肩、背部肌群，刺激前正中线上的任脉，滋养诸阴经，调节生育功能	疏肝利胆，清热化湿，养肝明目，行气止痛。1.治疗胁痛、黄疸等肝胆病证
	胆俞	腰		2.治疗目赤、视物不清等眼目疾患；3.治疗肝气郁结等情志病

第五章

腧穴阴瑜伽调理练习序列

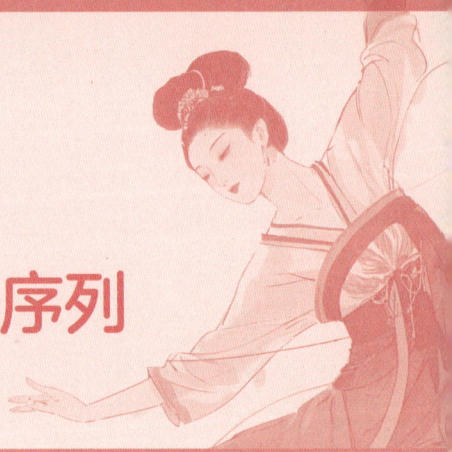

　　腧穴阴瑜伽练习不必进行复杂的热身，我们更希望肌肉维持一种清凉舒适的状态。当肌肉处于清凉状态时进行伸展，能够更深入地触及结缔组织，如筋膜和韧带。尽管这些组织只需要持续、缓慢且温和的伸展，但在练习之初，为了让身体逐渐适应，安排一些柔和的体式作为腧穴阴瑜伽的铺垫是尤为必要的。这样的铺垫有助于身体平稳地进入腧穴阴瑜伽的练习状态，确保练习过程既安全又有效。

　　蝴蝶式、毛虫式、钟摆式、狮身人面式均可以松开脊椎，为更深入的前屈做准备；婴儿式有安定和抚慰的作用；蛙式可以松开髋部和上背部。上述体式均能有效激活身体的特定部位，为后续更为深入的体式奠定坚实基础。对于柔韧性极佳的练习者而言，虽然可以从任何体式入手，但切莫忽视腧穴阴瑜伽的第一条原则：即在个人能力的边缘处，恰到好处地保持平衡与稳定。因此，即便是柔韧性出众的练习者，仍有部分体式建议逐步推进，如蜗牛式、狮身人面式或高飞龙式等。在尝试蜗牛式之前，建议先行舒展颈部，确保颈部灵活自如；而在挑战如狮身人面式这样的深度后弯前，应先通过柔和的后弯动作进行预热；同样，在尝试深度开髋之前，也应先进行浅度开髋的练习，以确保身体逐渐适应，避免受伤。

　　每个人在练习腧穴阴瑜伽时，都可以根据自己的身体状况和能力，选择适合的体式进行练习，创造出适合自己的体式组合。针对当代人常见亚健康问题，本书在经典阴瑜伽体式的基础上，配合特定经络伸展与腧穴刺激，开发了

6套腧穴阴瑜伽调理练习序列，为普通大众提供了一种新颖、有效的养生保健方法，也是中医药与体育运动跨学科融合的新尝试。同时，在体式编排中借鉴流瑜伽中"流"的特点——动作组合的流畅性、多样性和变化性，以及对身体内在能量流动和平衡的关注，使这6套腧穴阴瑜伽练习序列成为一种既具有挑战性又充满乐趣的瑜伽练习方式。

第一节　首三痛调理序列

该腧穴阴瑜伽调理序列主要用于缓解头痛、咽痛及齿痛三大疼痛问题。这套序列通过一系列特定的体式与呼吸控制，深入作用于与这些疼痛相关的腧穴，起到提神醒脑、聪耳明目、祛风止痛的作用。无论是因紧张、压力引起的头痛，还是因上呼吸道感染导致的咽痛，或是因牙齿问题引发的齿痛，通过持续练习，此序列不仅能即时减轻疼痛，还能增强身体的自我修复能力，提升整体健康水平。体式序列见表5-1-1。

表 5-1-1　首三痛调理序列

序号	体式名称	针对穴位	时间	体式图
1	婴儿式	风池、百会	3～5分钟	
2	低飞龙/翼龙式（右腿在前）	合谷/养老	3～5分钟	
3	退龙式（抵消体式，右腿在前）	—	1分钟	
4	下犬式（抵消体式，可左右交替踩脚）	—	1分钟	

序号	体式名称	针对穴位	时间	体式图
5	低飞龙 / 翼龙式 （左腿在前）	合谷 / 养老	3～5分钟	
6	退龙式 （抵消体式，左腿在前）	—	1分钟	
7	下犬式 （抵消体式，可左右交替踩脚）	—	1分钟	
8	悬挂式	天井	3～5分钟	
9	蹲式 （抵消体式，可做脊柱流动蹲式）	内关	3～5分钟	
10	花环式	神庭、印堂	3～5分钟	
11	叩首式	百会	3～5分钟	
12	婴儿式	风池、百会	3～5分钟	

序号	体式名称	针对穴位	时间	体式图
13	蜻蜓式	太阳、翳风	3～5分钟	
14	雨刷式 （抵消体式，可做动态雨刷式）	—	1分钟	
15	睡天鹅式 （左腿在前）	四神聪	3～5分钟	
16	睡天鹅式 （右腿在前）	四神聪	3～5分钟	
17	婴儿式	百会	3～5分钟	
18	融心式	手三里	3～5分钟	
19	狮身人面式	劳宫	3～5分钟	
20	挺尸式	—	5～10分钟	

第二节 肩颈调理序列

该腧穴阴瑜伽调理序列专注于上肢部分的健康维护，尤其在治疗手臂疼痛和肩颈疼痛方面表现出色。通过一系列缓慢而深入的体式，它能够有效地拉伸和放松手臂、肩膀，以及颈部的肌肉群，促进气血在这些区域的流通。每个体式都针对特定的腧穴进行按压与刺激，起到舒筋活络、理气止痛、强健筋骨的作用，帮助缓解因长时间坐姿不当、过度使用上肢等原因导致的疼痛和僵硬。定期练习此序列，不仅能够减轻疼痛，还能提升上肢的灵活性和力量，促进整体的身体健康。体式序列见表 5-2-1。

表 5-2-1 肩颈调理序列

序号	体式名称	针对穴位	时间	体式图
1	鞋带式（左腿在上）	肩井（肩痛）肩髎（臂痛）	3～5分钟	
2	鞋带式（右腿在上）	肩井（肩痛）肩髎（臂痛）	3～5分钟	
3	雨刷式（抵消体式，可做动态雨刷式）	—	1分钟	
4	单臂骆驼式（左臂伸展）	太溪	1分钟	
5	单臂骆驼式（右臂伸展）	太溪	1分钟	
6	婴儿式	风池	3～5分钟	

续表

序号	体式名称	针对穴位	时间	体式图
7	融心式	手三里	3～5分钟	
8	狮身人面式	合谷	3～5分钟	
9	鱼戏式 （屈左腿）	—	3～5分钟	
10	鱼戏式 （屈右腿）	—	3～5分钟	
11	下犬式 （抵消体式，可左右交替踩脚）	—	1分钟	
12	扭转龙式（右腿在前）	阴陵泉	3～5分钟	
13	下犬式 （抵消体式，可左右交替踩脚）	—	1分钟	
14	扭转龙式（左腿在前）	阴陵泉	3～5分钟	
15	下犬式 （抵消体式，可左右交替踩脚）	—	1分钟	

续表

序号	体式名称	针对穴位	时间	体式图
16	悬挂式/悬挂式变体	天井	3～5分钟	
17	动态蹲式	养老	3～5分钟	
18	香蕉式 （左侧伸展）	风市	3～5分钟	
19	香蕉式 （右侧伸展）	风市	3～5分钟	
20	挺尸式	—	5～10分钟	

第三节　肠胃调理序列

　　该腧穴阴瑜伽调理序列是一套专为改善消化道问题而精心设计的练习。通过一系列特定的体式、呼吸法，以及刺激与消化相关的腧穴，帮助健脾益气、和胃降逆，调节肠胃功能，从而有效缓解胃酸呕吐、腹痛、腹泻、腹胀及呕吐等不适症状。此序列不仅有助于促进肠胃蠕动，增强消化能力，还能舒缓因消化问题引起的紧张与不适，提升整体的舒适感。定期练习，能够显著改善消化系统的健康状况，促进营养的吸收与代谢的排出，为身体带来全面的益处。体式序列见表 5-3-1。

表 5-3-1　肠胃调理序列

序号	体式名称	针对穴位	时间	体式图
1	脚趾蹲式	—	3～5 分钟	
2	脚踝伸展式	梁丘	3～5 分钟	
3	毛虫式	足三里	3～5 分钟	
4	半蝴蝶式（左腿伸展）	三阴交	3～5 分钟	
5	鹿式（左腿屈膝向后）	关元	3～5 分钟	
6	半蝴蝶式（右腿伸展）	三阴交	3～5 分钟	
7	鹿式（右腿屈膝向后）	关元	3～5 分钟	

序号	体式名称	针对穴位	时间	体式图
8	婴儿龙式/大跨步龙式 （右腿在前）	足三里/太冲	3～5分钟	
9	下犬式 （抵消体式，可左右交替 踩脚）	—	1分钟	
10	婴儿龙式/大跨步龙式 （左腿在前）	足三里/太冲	3～5分钟	
11	婴儿式 （抵消体式）	—	1分钟	
12	蛙式	章门	3～5分钟	
13	单侧快乐婴儿式 （手抓左脚）	涌泉	3～5分钟	
14	祛风式 （双手抱左小腿）	足三里	3～5分钟	

续表

序号	体式名称	针对穴位	时间	体式图
15	仰卧扭转式（左腿在上）	天枢	3～5分钟	
16	单侧快乐婴儿式（手抓右脚）	涌泉	3～5分钟	
17	祛风式（双手抱右小腿）	足三里	3～5分钟	
18	仰卧扭转式（右腿在上）	天枢	3～5分钟	
19	靠墙倒箭式	中脘、天枢	3～5分钟	
20	挺尸式	摩腹（中脘、天枢、气海、关元）	5～10分钟	

第四节　经期调理序列

　　该腧穴阴瑜伽调理序列以调节女性生殖系统功能为目的，主要用于改善月经不调、痛经及带下病等妇科问题。通过精选一些开髋体式及刺激相对应的穴位，起到滋补肝肾、调理冲任、补益气血、调经止带的作用，有效缓解经期不适，调整月经周期，并增强子宫与卵巢的功能。此外，它还有助于提升女性的整体身心状态，增强体质，使女性在生理与心理层面都达到更加和谐的状态。体式序列见表5-4-1。

表 5-4-1　经期调理序列

序号	体式名称	针对穴位	时间	体式图
1	蹲式	血海	3～5分钟	
2	半蝴蝶式 （左腿伸展）	涌泉	3～5分钟	
3	鹿式 （左腿屈膝向后）	气海、关元、中极	3～5分钟	
4	方块式 （左腿在上）	三阴交	3～5分钟	
5	半蝴蝶式 （右腿伸展）	涌泉	3～5分钟	
6	鹿式 （右腿屈膝向后）	气海、关元、中极	3～5分钟	
7	方块式 （右腿在上）	三阴交	3～5分钟	
8	高飞龙／大跨步龙式 （右腿在前）	血海／太冲	3～5分钟	

续表

序号	体式名称	针对穴位	时间	体式图
9	扭转龙 （右腿在前）	阴陵泉	3～5分钟	
10	天鹅式 （右腿在前）	三阴交	3～5分钟	
11	婴儿式 （抵消体式）	—	1分钟	
12	高飞龙/大跨步龙式 （左腿在前）	血海/太冲	3～5分钟	
13	扭转龙 （左腿在前）	阴陵泉	3～5分钟	
14	天鹅式 （左腿在前）	三阴交	3～5分钟	
15	婴儿式 （抵消体式）	—	1分钟	
16	蛙式	章门、带脉	3～5分钟	

续表

序号	体式名称	针对穴位	时间	体式图
17	快乐婴儿式	涌泉	3～5分钟	
18	支撑桥式	八髎穴（上髎、次髎、中髎、下髎）	3～5分钟	
19	支撑鱼式	肝俞	3～5分钟	
20	挺尸式	摩腹（中脘、天枢、气海、关元）	5～10分钟	

第五节　下肢调理序列

　　该腧穴阴瑜伽调理序列主要针对腰痛、下肢无力、下肢冷痛、股内侧痛，以及膝关节疼痛等问题，对其进行深度调理，起到舒筋活络、行气活血、补肾健骨的作用。通过缓慢而深入的伸展，此序列能有效放松紧张的腰部肌肉，增强腰部力量，改善血液循环，从而缓解腰痛。同时，它还能促进下肢气血流通，温暖下肢，减轻冷痛感，并强化腿部肌肉，对膝关节疼痛及腿脚肿痛也有显著的缓解作用。体式序列见表5-5-1。

表 5-5-1　下肢调理序列

序号	体式名称	针对穴位	时间	体式图
1	脚趾蹲式	次髎	3～5分钟	

续表

序号	体式名称	针对穴位	时间	体式图
2	脚踝伸展式	梁丘	3～5分钟	
3	马鞍式	涌泉	3～5分钟	
4	方块式（左腿在上）	三阴交	3～5分钟	
5	毛虫式	丰隆	3～5分钟	
6	方块式（右腿在上）	三阴交	3～5分钟	
7	婴儿龙式/高飞龙（右腿在前）	昆仑/血海	3～5分钟	
8	火呼吸龙（右腿在前）	内关	2～3分钟	
9	下犬式（抵消体式，可左右交替踩脚）	—	1分钟	

续表

序号	体式名称	针对穴位	时间	体式图
10	婴儿龙式 / 高飞龙 （左腿在前）	足三里 / 血海	3～5分钟	
11	火呼吸龙 （左腿在前）	内关	2～3分钟	
12	下犬式 （抵消体式，可左右交替踩脚）	—	1分钟	
13	猫拉尾式 （手抓左脚）	太溪	3～5分钟	
14	猫拉尾式 （手抓右脚）	太溪	3～5分钟	
15	蜗牛式 （生理期不做）	肾俞	2～3分钟	
16	快乐婴儿式	涌泉	3～5分钟	
17	针眼式 （左腿在上）	足三里	3～5分钟	

续表

序号	体式名称	针对穴位	时间	体式图
18	针眼式 （右腿在上）	足三里	3～5分钟	
19	靠墙倒箭式	环跳	3～5分钟	
20	挺尸式	—	5～10分钟	

第六节　心肺调理序列

　　该腧穴阴瑜伽调理序列是一套专注于身心平衡的瑜伽练习，通过按压体式配以特定穴位按压，起到宁心安神、宽胸解郁、调理心肺的作用，旨在有效缓解胸闷胸痛的症状，为心脏和肺脏带来宁静与舒适。通过特定的体式与呼吸法，它能深入放松胸腔区域，促进血液循环，从而宁心定悸，让心跳回归平和。此外，这一序列还注重调节神经系统，有助于缓解紧张情绪，优化睡眠质量，使人在宁静中进入深度睡眠状态。同时，它还具有止咳养肺的功效，通过温和的呼吸练习，增强肺部功能，让呼吸更加顺畅，为身体注入新的活力与健康。体式序列见表5-6-1。

表5-6-1　心肺调理序列

序号	体式名称	针对穴位	时间	体式图
1	花环式	神庭、印堂	3～5分钟	
2	蝴蝶式	膻中	3～5分钟	

续表

序号	体式名称	针对穴位	时间	体式图
3	叩首式	百会	3～5分钟	
4	婴儿式 （抵消体式）	—	1分钟	
5	大跨步龙式/低飞龙 （右腿在前）	太冲/劳宫	3～5分钟	
6	退龙式 （抵消体式，右腿在前）	—	1分钟	
7	睡天鹅式 （右腿在前）	四神聪	3～5分钟	
8	下犬式 （抵消体式，可左右交替踩脚）	—	1分钟	
9	大跨步龙式/低飞龙 （左腿在前）	太冲/劳宫	3～5分钟	

续表

序号	体式名称	针对穴位	时间	体式图
10	退龙式 （抵消体式，左腿在前）	—	1分钟	
11	睡天鹅式 （左腿在前）	四神聪	3～5分钟	
12	下犬式 （抵消体式，可左右交替踩脚）	—	1分钟	
13	动态蹲式	内关、血海	3～5分钟	
14	马鞍式	涌泉	3～5分钟	
15	狮身人面式	劳宫	3～5分钟	
16	猫拉尾式 （手抓左脚）	太溪	3～5分钟	
17	猫拉尾式 （手抓右脚）	太溪	3～5分钟	

续表

序号	体式名称	针对穴位	时间	体式图
18	仰卧扭转式 （左腿在上）	—	3～5分钟	
19	仰卧扭转式 （右腿在上）	—	3～5分钟	
20	挺尸式	—	5～10分钟	

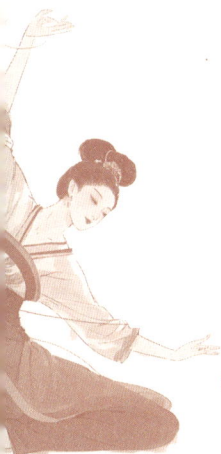

附录 1：阳性抵消体式

在阴的体式之间穿插一些阳性的动作，会使身体感觉良好，且可在下一个体式开始前刺激能量的流动。然而，任何练习模式皆存在过度施为之虞。过阳的练习会导致精疲力竭和能量流失，而过阴的练习则会使能量迟缓沉重。因此，安排一些阳性的动作穿插在阴性体式之间，有助于防止这种沉重感的产生。学会关注当下，聆听自己的身体，让感觉告诉自己应该选择什么样的阳性体式。

穿插在阴性体式之间的阳性动作要活泼、简短、轻松，不要过于沉重和用力。如果阴和阳的体式都做得太长（超过 5 分钟），身体会在这种阴阳模式的来回切换中无所适从。建议将阳性体式作为在较长时间的阴性体式之间的放松和过渡来运用。下犬式、猫牛式、动态雨刷式是在阴瑜伽练习中最常用的阳性抵消体式。另外，震动桥式是笔者经过多年的实践，强烈推荐的一个既具"阴"特质，又具"阳"特质的阴阳结合体式，特别是对于女性，它既能刺激八髎穴，滋养子宫，又能缓解腰臀部不适。接下来，我们对几个常见的阳性抵消体式进行简单介绍。

1. 下 犬 式
Downward-Facing Dog

【动作】

1. 金刚坐。

2. 身体前倾，双手置于肩下方，两臂、大腿垂直地面，两脚分开与坐骨同宽；前脚掌踩地，伸直双膝，臀部上提，足跟下压。

3. 保持几组呼吸，然后还原。

【呼吸】

吸气时臀部上提，呼气时足跟下压。

【要点】

双脚分开与坐骨同宽，脚跟压地，两臂、头颈、后背保持同一平面。患有高血压或血糖偏低者需谨慎练习。

【矫正】

1. 手臂超伸者，微屈手肘。

2. 肩膀紧张者，双手稍外旋。

3. 习惯性拱背者，可踮脚屈膝重心向后；或者双腿打开更多；或者脚跟下方垫高。

【变体】

双手前臂支撑式下犬。

【刺激经络】

足太阳膀胱经。

【体式功效】

拉伸背部和腿部后侧肌群，增强手臂力量，改善头部血液循环，缓解疲劳。

【体式示意图】

具体见附图 1-1-1 和附图 1-1-2。

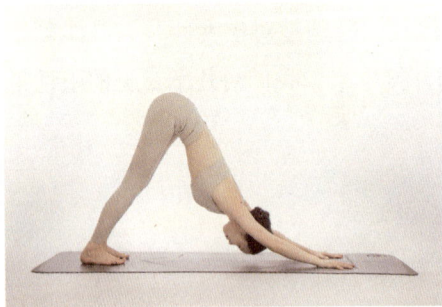

附图 1-1-1　下犬式

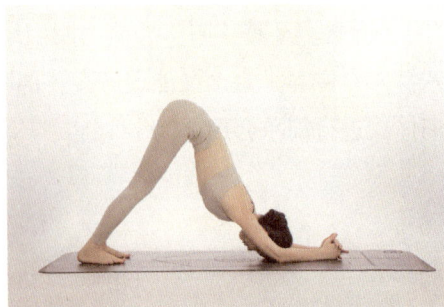

附图 1-1-2　双手前臂支撑式下犬

2. 猫 牛 式
Cat-Cow Pose

【动作】

1. 金刚坐。

2. 身体前倾，双手置于肩下方，掌根与肩上下对齐，两膝与髋同宽；脊柱逐节伸展，扩展胸腔，然后收腹、拱背，目视肚脐方向。

3. 保持几组呼吸，然后还原。

【呼吸】

吸气时脊柱伸展，呼气时拱背。

【要点】

手臂、大腿始终垂直于地面，脚背压实于地面。

【矫正】

1. 腰部容易紧张者，脊柱伸展时微收腹。

2. 生理期自然拱背即可，不要过于收缩盆底肌和腹部肌群。

3. 易耸肩者，脊柱延展时应主动将手臂外旋。

4. 手肘超伸者，学会微屈手肘或佩戴护肘。

5. 脊柱延展时，胸椎区域易塌陷者，一定要保持双手推地的力。

【变体】

1. 双手肘撑地猫牛式。

2. 婴儿式：猫牛式流动。

3. 虎式流动。吸气时脊柱自然延展，同时抬对侧手和脚，呼气时弓背屈膝屈肘。

【刺激经络】

足太阳膀胱经。

【体式功效】

增加脊柱灵活性，放松肩背。

【体式示意图】

具体见附图 1-2-1 和附图 1-2-2。

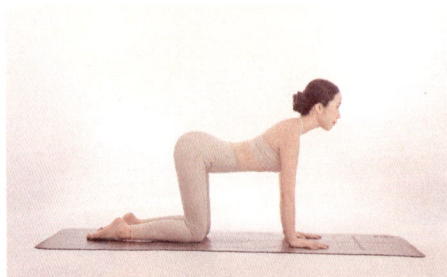

附图 1-2-1　猫牛式 1

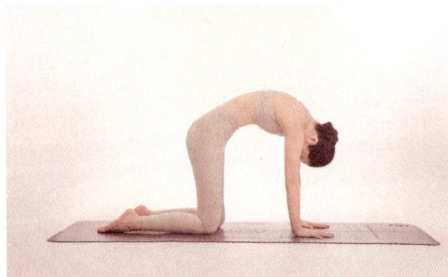

附图 1-2-2　猫牛式 2

3.动态雨刷式
Dynamic Windshield Wipers Pose

【动作】

1.山式坐姿。

2.屈双膝，脚掌踩地，双手撑于臀部后侧，重心稍稍后移，双腿左右摆动至最大幅度。

3.持续 1 分钟，然后还原。

【呼吸】

吸气时脊柱延展，呼气时双腿左右摆动。

【要点】

胸腔充分打开，脊柱延展，头部不可过度后仰，双腿摆动至最大幅度（不必贴地，按实际摆动情况）。

【矫正】

1.手肘易超伸者，应微屈手肘。

2.易耸肩者，保持手向下推的力。

3.易弓背含胸或手腕疼痛者，可在臀后方放置抱枕，使腰骶区域有依靠，再将手肘撑于抱枕上。

4.妊娠期人群应将双腿分开。

【变体】

1.仰卧静态雨刷式。将双腿倒向一侧停留 2 ～ 3 分钟，然后还原反侧进行；也可将一条腿的脚背置于另一条腿的大腿前侧，倒向屈膝腿侧停留 2 ～ 3 分钟，然后还原反侧进行。

2. 仰卧动态雨刷式。仰卧位，双腿屈膝左右摆动，或双腿屈膝离地左右摇摆。

【刺激经络】

刺激大腿外侧的足少阳胆经和经过下背部的足太阳膀胱经。

【体式功效】

缓解下背部压力、坐骨神经痛，灵活髋关节。

【体式示意图】

具体见附图 1-3-1。

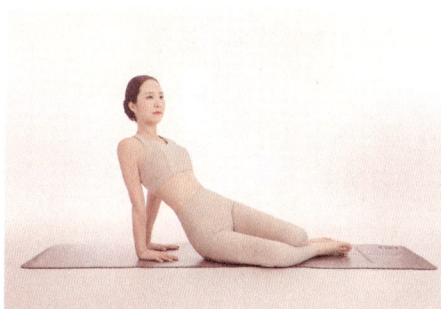

附图 1-3-1　雨刷式

4.震动桥式
Vibrating Bridge Pose

【动作】

1. 仰卧。

2. 屈双膝，双脚分开与髋同宽，脚尖稍朝外。手臂伸直，双手掌心向下压住地面，臀部、背部依次抬离地面，然后自然落下拍打地面。

3. 持续 5 ~ 10 分钟或更长时间，然后还原。

【呼吸】

吸气时抬起臀背，呼气时回落。

【要点】

膝盖对准第二、三脚趾头；臀、背抬离地面时，髋关节、膝盖要保持放松；整个过程肌肉尽量放松，特别是回落时，不要刻意控制身体。生理期和存在骨质疏松、骨裂、骨折等情况者慎练。

【矫正】

如存在某一侧肌肉劳损或不适，回落时可将重心偏向此侧，给予更多的震动松解。

【变体】

1. 桥式。

2. 支撑桥式。

【刺激经络】

足太阳膀胱经。

【体式功效】

刺激八髎穴，改善宫寒，缓解背部不适等。

【体式示意图】

具体见附图1-4-1和附图1-4-2。

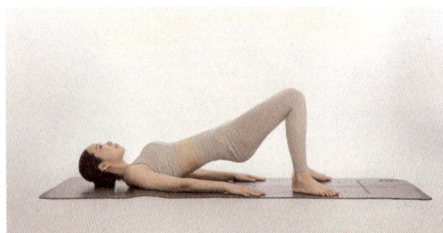

附图1-4-1　震动桥式1

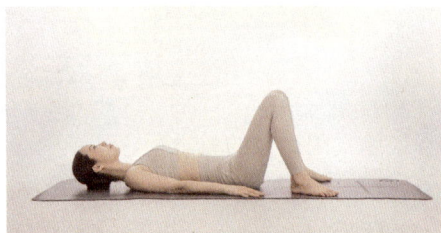

附图1-4-2　震动桥式2

以下列表（附表1-4-1）中罗列出了除上述体式，其他非常适用穿插在阴瑜伽中的一些阳性体式。做这些体式的目的并不是为了在做阴性练习的同时深入到这些阳性体式中，只是为了让自己的能量得到更好的流动。这些阳性体式有很多不同的变体，可根据自身情况进行调整。

附表1-4-1　其他阳性体式

体式	说明
船式	可抱着腿后侧；或更阳性的模式，即可伸直手臂
流动下犬－上犬	配合呼吸的上下犬流动模式
动态蝗虫式	配合呼吸的动态蝗虫式，四肢抬起与放下交替
摇摆式	仰卧，胸前抱膝自由摇摆
太阳致敬式	只在阴性练习接近结束时才做
动态桌子式	可来回移动，吸气抬起身，呼气放下

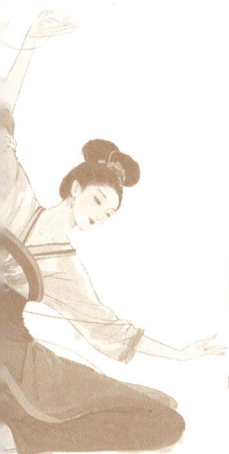

附录 2：腧穴阴瑜伽教学

阴瑜伽，作为一种注重内在平衡与深度放松的瑜伽流派，它强调在舒适的体式中保持较长时间，让身体在放松的状态下深入连结组织，从而促进能量的平衡与身体的修复。本文将对腧穴阴瑜伽的教学进行概述，帮助读者更好地理解和实践腧穴阴瑜伽。

一、腧穴阴瑜伽教学理念

腧穴阴瑜伽的教学理念基于中医和瑜伽的古老智慧，认为身体的结缔组织（如筋膜、韧带等）是储存紧张与压力的主要区域。通过腧穴阴瑜伽的练习，可以深入这些区域，释放紧张，促进气血流通，达到身心的和谐与健康。

二、腧穴阴瑜伽教学特点

体式保持时间长：腧穴阴瑜伽体式通常保持较长时间，一般为 3～5 分钟，甚至更久，以便身体能够深入结缔组织，达到放松与修复的效果。

体式难度适中：腧穴阴瑜伽体式相对较为简单，适合各个年龄层次和身体条件的人群。即使是初学者也能轻松上手，享受腧穴阴瑜伽带来的益处。

呼吸与冥想结合：腧穴阴瑜伽强调呼吸与冥想的配合，通过深呼吸和内心的平静来增强练习效果，使身体与心灵得到深度放松。

体式与腧穴结合：腧穴阴瑜伽是在传统阴瑜伽的基础上，融入中医学的腧穴理论，在体式保持的过程中主动刺激相对应的穴位，进而达到更好的锻炼效果。

三、腧穴阴瑜伽教学步骤

1. 热身与准备

虽然腧穴阴瑜伽不需要进行复杂的热身，但适当的热身活动可以帮助身体逐渐进入练习状态。此外，准备一些柔软的瑜伽垫和抱枕等辅助工具，以确保练习过程中的舒适度。

2. 体式教学

根据习练者的身体条件和需求，选择合适的腧穴阴瑜伽体式进行教学。每个体式都要详细讲解动作要领、呼吸方法和注意事项，确保习练者能够正确、安全地练习。具体教学流程如下：

（1）入式引导

确保引导语言清晰、简洁、准确、流畅，不掺杂任何不必要的阳性指导。引导习练者以平和的心态和正确的姿势进入体式，为后续练习奠定坚实基础。

（2）边界引导

深入解释腧穴阴瑜伽的边界概念，即身体在练习过程中自然产生的极限。引导习练者有意识地接近这一边界，并在感受到身体轻微拉力的位置保持稳定，以充分发挥腧穴阴瑜伽的练习效果。

（3）腧穴引导

引导习练者在不增加身体和思想负担的同时，精准按压体式相对应的穴位，并去感受不同力度按压时的感觉，使其在可接受的刺激程度下停留。

（4）呼吸引导

着重提醒习练者保持自然、放松的呼吸节奏，使呼吸与体式练习相互协调。引导呼吸深入身体的更深部位和腧穴部位，促进气血流通，增强练习效果。

（5）感觉引导

引导习练者进入阴性的、宁静的内在状态，关注全身的整体感觉，特别是筋膜等深层组织的伸展与放松、腧穴部位的气血循环。通过感觉引导，使习练者更深入地体验腧穴阴瑜伽带来的身心和谐。

（6）出式引导

在体式练习结束时，引导习练者缓慢、有意识地退出体式，避免突然的动作对身体造成不适。退出体式后，保持短暂的停留，使身体逐渐适应回到日常状态。

3. 调整与辅导

在习练者练习过程中，教师要关注每个习练者的身体反应和动作质量，及时给予调整和辅导。对于柔韧性较差的习练者，可以通过辅助工具或降低难度，以帮助他们更好地完成体式。

4. 冥想与放松

在完成一系列体式后，引导习练者进行冥想与放松。通过深呼吸和内心的专注，让身体与心灵得到进一步的放松与修复。

四、腧穴阴瑜伽教学注意事项

1. 尊重个体差异

每个人的身体状况和练习经验都不同，因此在腧穴阴瑜伽教学中要尊重个体差异，因材施教。避免一刀切的教学方式，让每个人都能在适合自己的节奏和难度中享受腧穴阴瑜伽的乐趣。

2. 强调呼吸与放松

呼吸是腧穴阴瑜伽练习中至关重要的一环。教师要引导习练者学会深呼吸和放松身心，避免在练习中憋气或过度用力。

3. 注意安全与舒适

在腧穴阴瑜伽教学中，安全始终是第一位的。教师要确保习练者在练习过程中保持舒适的状态，避免过度拉伸或扭伤。同时，要关注习练者的身体反应，及时调整教学策略，确保练习的安全与有效。

综上所述，腧穴阴瑜伽教学是一项注重内在平衡、腧穴理疗、深度放松的瑜伽教学活动。通过合理的教学理念和步骤，可以帮助习练者在轻松愉悦的氛围中练习腧穴阴瑜伽，享受身心和谐与健康的美好时光。

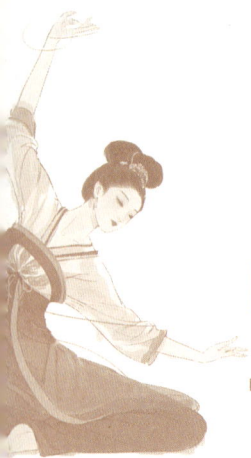

附录3：腧穴阴瑜伽自我练习笔记

　　腧穴阴瑜伽自我练习中，带着意识去练习是至关重要的。这不仅仅是因为腧穴阴瑜伽强调身体的放松与内心的平静，更是因为通过意识的引导，我们能够更深入地感受身体的每一个细微变化，从而更精准地调整自己的动作和呼吸，实现身心的和谐统一。

　　首先，带着意识去练习腧穴阴瑜伽，有助于我们更好地感知身体的每一个部位。在腧穴阴瑜伽中，每一个体式都需要我们细致地感知身体的每一个动作和姿势，从而确保我们的身体处于正确的状态。通过意识的引导，我们能够更加敏锐地感受到肌肉的拉伸、关节的转动、穴位的刺激，以及呼吸的流动，进而更准确地调整自己的动作，避免因为姿势不正确而导致的伤害。

　　其次，带着意识去练习腧穴阴瑜伽，有助于我们更好地控制呼吸。呼吸是腧穴阴瑜伽练习中不可或缺的一部分，它能够帮助我们放松身心，缓解压力。通过意识的引导，我们能够更加专注于呼吸的节奏和深度，从而更好地掌控自己的呼吸，使其与身体的动作相协调。这样，我们不仅能够更好地享受腧穴阴瑜伽带来的舒适感，还能够通过呼吸的调整来进一步刺激腧穴部位的气血循环，放松身心。

　　再次，带着意识去练习腧穴阴瑜伽，还有助于我们更好地处理身心的边界。在腧穴阴瑜伽中，我们经常会遇到一些挑战和不适，比如肌肉的拉伸感、关节的紧张感等。通过意识的引导，我们能够更加清晰地感知到这些不适的边界，从而避免过度拉伸或扭曲身体。同时，我们也能够学会在接近这些边界时保持冷静和稳定，通过呼吸和内心的平静来应对这些挑战。

　　最后，带着意识去练习腧穴阴瑜伽，还有助于我们更好地感受内心的变化。腧穴阴瑜伽不仅是一种身体的练习，更是一种心灵的修行。通过意识的引导，我们能够更加深入地感受到内心的平静和宁静，从而更好地处理生活中的压力和挑战。同时，我们也能够在腧穴阴瑜伽的练习中发现自己的不足之处，从而不断地调整自己的心态和行为，实现身心的共同成长。

综上所述，带着意识去练习腧穴阴瑜伽是非常有必要的。通过意识的引导，我们能够更好地感知身体的每一个部位和变化，控制呼吸的节奏和深度，处理身心的边界和感受内心的变化。这样，我们不仅能够享受腧穴阴瑜伽带来的舒适感和放松感，还能够实现身心的和谐统一和共同成长。因此，在腧穴阴瑜伽的自我练习中，我们应该时刻保持意识的清醒和专注，以达到更好的练习效果。

笔者整理了以下问题，并以蝴蝶式为例，采用问答方式进行了一个腧穴阴瑜伽自我练习思考，希望有助于我们更好地了解和反思自己的腧穴阴瑜伽练习过程。

（1）你练习了哪个特定的腧穴阴瑜伽体式？请详细描述你与这个体式初次接触时的情景和感受。

答：我练习的腧穴阴瑜伽体式是蝴蝶式。初次接触这个体式时，我感到有些挑战，因为这个体式需要我坐在地上，双脚相对并拢，膝盖尽量贴近地面，双手握住双脚，身体向前弯曲。这个姿势要求我有一定的柔韧性和平衡感，所以初次尝试时，我感到有些吃力。

（2）这个体式给你带来了怎样的整体感受？请详细描述你的体验。

答：蝴蝶式给我带来的整体感受是既有舒适放松，也有挑战。当我逐渐适应这个体式后，我能感受到腿部和臀部的肌肉在放松，内心的压力也在逐渐释放。但同时，由于我的柔韧度有限，膝盖无法完全贴近地面，这也让我感受到了挑战。

（3）你是如何逐步进入这个体式的？是否有尝试与教材上略有不同的方式？如有，请具体说明你的做法。

答：我逐步进入蝴蝶式的过程是循序渐进的。首先，我坐在地上，双脚相对并拢，然后用手轻轻将膝盖压向地面，逐渐增加压力。在这个过程中，我没有完全按照教材上的方式去做，而是根据自己的身体感受来调整。我会在感到不适时减轻压力，或者调整双脚的距离，以找到最适合自己的姿势。

（4）在练习过程中，这个体式有没有让你感到不适的地方？如果有，请指出具体的部位和感受。

答：在练习蝴蝶式的过程中，我确实感到了一些不适。主要是在膝盖和大腿内侧的肌肉，因为这些部位的肌肉需要承受一定的拉伸压力。但我并没有感到疼痛或无法忍受的不适，只是有些紧绷感。

（5）你如何根据个人身体状况和需求调整这个体式？在练习过程中，你做了哪些细节上的改动？

答：根据个人身体状况和需求，我对蝴蝶式做了一些调整。例如，我会在膝盖下方垫上瑜伽砖或折叠的毛巾，以减轻膝盖的压力。同时，我也会根据自己的柔韧度来调整双脚的距离，避免过度拉伸。

（6）身体的哪些部位特别感受到了这个体式的作用？这种作用的影响范围有多大？

答：在蝴蝶式中，我特别感受到了大腿内侧和臀部的肌肉在拉伸。这种拉伸感逐渐扩散到整个下半身，让我感觉到身体在逐渐放松。另外，在体式保持过程中，我用双手按压了膻中穴，胸闷、气短、心悸、心烦等情况得到了明显的改善。

（7）你是否感受到了这个体式的边界？当你接近这个边界时，你是如何处理的？请描述你当时的体验和感受。

答：在练习蝴蝶式时，我确实感受到了体式的边界。当我尝试将膝盖进一步贴近地面时，会感到一种明显的拉伸感，这时我会停下来，保持当前的姿势，避免过度拉伸。我会深呼吸，放松身体，让自己逐渐适应这个姿势。

（8）你在这个体式中停留了多长时间？期间有什么变化发生？你的感受如何？

答：我在蝴蝶式中停留的时间通常是 3～5 分钟。在这期间，我能感受到肌肉从紧绷到逐渐放松的过程。随着呼吸的深入，我的内心也变得更加平静。

（9）这个体式对身体产生了怎样的影响？是带来压力、拉伸、酸胀感还是其他感觉？请详细描述你的感受。

答：蝴蝶式对身体的影响主要是拉伸和放松。我能感受到大腿内侧和臀部的肌肉在拉伸，同时整个下半身也在逐渐放松。这种拉伸感并没有给我带来不适，反而让我感到身体更加灵活和舒适。

（10）你是如何安全地退出这个体式的？退出体式的过程中你有怎样的感受？

答：在退出蝴蝶式时，我会先慢慢地将双手松开，然后逐渐将膝盖抬起，恢复到坐立的姿势。在退出的过程中，我会保持呼吸的顺畅，避免突然的动作对身体造成不适。

（11）离开体式后，你停留了多久来感受身体的变化？这期间你的感受如何？

答：离开蝴蝶式后，我会停留 1 分钟左右来感受身体的变化。这期间，我能明显感觉到下半身肌肉的放松和内心的平静。这种感觉让我更加享受阴瑜伽的练习过程。

（12）练习完这个体式后，你是否觉得有必要做一些抵消或平衡的动作？如果有，请描述你选择的抵消方式。

答：练习完蝴蝶式后，我觉得有必要做一些抵消或平衡的动作。例如，我会进行动态雨刷式来放松髋部、下肢和腰骶区域。

（13）在保持体式的过程中，你的呼吸状态是怎样的？是否顺畅、自然或有其他变化？

答：在保持蝴蝶式的过程中，我的呼吸状态是顺畅而自然的。我会将注意力集中在呼吸上，深呼吸以放松身体。随着呼吸的深入，我能感受到身体的紧张和不适在逐渐消散。

（14）这个体式是否触发了你内心深处的某些情绪、想法、回忆或信念？如果有，请详细记录并反思这些体验。

答：蝴蝶式并没有触发我内心深处的情绪、想法、回忆或信念。在练习过程中，我主要关注的是身体的感受和呼吸的变化，没有过多的思维活动。这让我感到非常放松和平静。

通过这次阴瑜伽的自我练习，我深刻体会到了意识在练习中的重要性。只有带着意识去练习，我们才能更好地感受身体的变化和呼吸的流动，从而达到放松身心、提高柔韧度和平衡感的效果。同时，我也学会了根据自己的身体状况和需求来调整体式，确保练习的安全性和有效性。

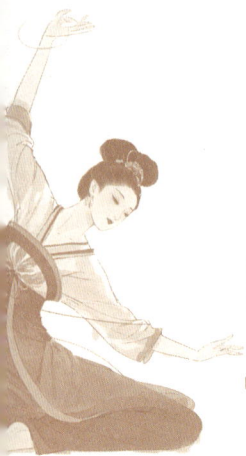

附录 4：阴阳元素表

阴	阳
水	火
月	日
地	天
寒	热
静	动
降	升
向下	向上
里面	表面
缓慢	快速
暗	明
凉润	温暖
抑制	兴奋
衰退	亢进
消极	活跃
实心	空心
物质	能量
女性	男性
偶数	奇数

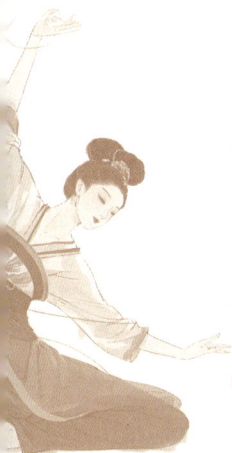

主要参考文献

[1] Paul Grilley. Yin Yoga–Outline of A Quiet Practice[M].White Cloud Press，2002.

[2] Bernie Clark. The Complete Guide To Yin Yoga：The Philosophy and Practice of Yin Yoga[M].White Cloud Press，2012.

[3] （印）B.K.S. 艾扬格著 . 瑜伽之树 [M]. 余丽娜译 . 北京：当代中国出版社，2011.

[4] （印）沙吉难陀著 . 帕坦伽利的瑜伽经 [M]. 陈景圆译 . 北京：商务印书馆国际有限公司，2013.

[5] （印）毗耶娑著，（美）普拉萨德英译注，王志成、灵海汉译 . 傅伽梵歌 [M]. 成都：四川人民出版社，2015.

[6] 黄宝生译 . 奥义书 [M]. 北京：商务印书馆，2017.

[7] （印）艾扬格著，王晋燕译 . 瑜伽之光 [M]. 北京：当代中国出版社，2011.

[8] （印）斯瓦米·巴迦南达著，朱彩红译 . 瑜伽与冥想的秘密 [M]. 成都：四川人民出版社，2020.

[9] 马雄飞，应荐 . 瑜伽体式对人体腧穴红外辐射特征的影响 [J]. 中国医药指南，2018，16（32）：175–176.

[10] 刘花云，唐锋，孙洪涛 . 瑜伽锻炼对女大学生原发性痛经的疗效观察 [J]. 中国运动医学杂志，2006（4）：463–464.

[11] 李昭瑢 . 新编气功瑜伽术对台湾地区原发性高血压患者康复之影响研究 [D]. 南京中医药大学，2016.

[12] 魏玉洁 . 中医经络视角下的瑜伽健身功效研究 [D]. 哈尔滨体育学院，2022.

[13] （美）托马斯·W，梅尔斯著；关玲、周维金、瓮长水主译 . 解剖列车：徒手与动作治疗的肌筋膜经线 [M]. 北京：北京科学技术出版社，2016.

[14] 钱菁华 . 运动康复治疗 [M]. 北京：北京体育大学出版社，2016.

[15] Abhijit Dutta，Mooventhan Aruchunan，Anindya Mukherjee，etc. A Comprehensive Review of Yoga Research in 2020[J].Journal of integrative and complementary medicine，2022，28（2）：114-123.

[16] Rakhshaee Z.Effect of three yoga poses（cobra，cat and fish poses）in women with primary dysmenorrhea：a randomized clinical trial[J].Journal of Pediatric and Adolescent Gynecology，2011，24：192-196.

[17] Yonglitthipagon，Muansiangsai.Effect of yoga on the menstrual pain，physical fitness，and quality of life of young women with primary dysmenorrhea[J]. Journal of Bodywork & Movement Therapies，2017，21（4）：840-846.

[18] Michael Jeitler，Stefan Brunnhuber，Larissa Meier，etc. Effectiveness of Jyoti meditation for patients with chronic neck pain and psychological distress-a randomized controlled clinical trial[J]. Journal of Pain，2015，16（1）：77-86.

[19] Virginia Lemay，John Hoolahan，Ashley Buchanan.Impact of a Yin Yoga and meditation intervention on pharmacy faculty and student well-being[J]. Journal of the American Pharmacists Association，2021，61（6）：703-708.

[20] Frida Hylander，Maria Johansson，Daiva Daukantaitė，etc. Yin yoga and mindfulness：a five week randomized controlled study evaluating the effects of the YOMI program on stress and worry[J]. Anxiety Stress Coping，2017，30（4）：365-378.

[21] Daiva Daukantaitė，Una Tellhed，Rachel E Maddux，etc. Five-week Yin yoga-based interventions decreased plasma adrenomedullin and increased psychological health in stressed adults：A randomized controlled trial[J].PloS One，2018，13（7）：1-15.